副島隆彦

老人一年生

老いるとはどういうことか

GS 幻冬舎新書 457

まえがき

老人とは何か。それは痛い、ということだ。老人は痛いのだ。

年《とし》を取ると、あちこち体が痛くなる。毎日生きているだけでも痛い。本当に苦痛だ。人間、体の痛みぐらい嫌なものはない。

私は半年間、痛風《つうふう》のせいで具合が悪く、足の裏（かかと）が痛くて歩くことが困難だった。トイレに行くだけでも大変だった。杖《つえ》をついたり、足をひきずりながら一歩ずつ歩いた。歩く一歩ずつが痛かった。今はもう治った。あれこれ努力したからだ。

そして心からしみじみと思う。老人になる、とは体があちこち順番に痛くなることなのだ、と。自分のこの病気はそのうちまた再発するだろう。私はその痛みに耐えながら、やがて70歳になるだろう。そして、80歳になったら。きっともっとあちこちが痛くなるはずだ。

私はまだ64歳だ。だから前期高齢者だ。75歳から後を、後期高齢者と言う。だから、もう私は初期の老人であり、「老人一年生」である。私はハッキリとこのことを自覚した。

痛風《つうふう》のために起きる足の一歩一歩ごとの痛みは、小さな痛みだ。だが、それが続くと、もう、「これはたまらん」ということになる。歩きたくなくなる。やがて外に出るのも嫌に、となる。家の中でなんとか体を支えて、掴《つか》める所を掴みながら移動する。歩くと痛いからなるべく歩かなくなる。起きて歩きたくなくなる、ということは、ベッドから起き上がるのがいやになるということだ。ということは、寝たり起きたりで一日を過ごす、ということになる。今はまだなんとかなっ

老人は膝や腰が痛い。だから杖をつくようになる。孝行娘でもこのことの、本当のところはわからない

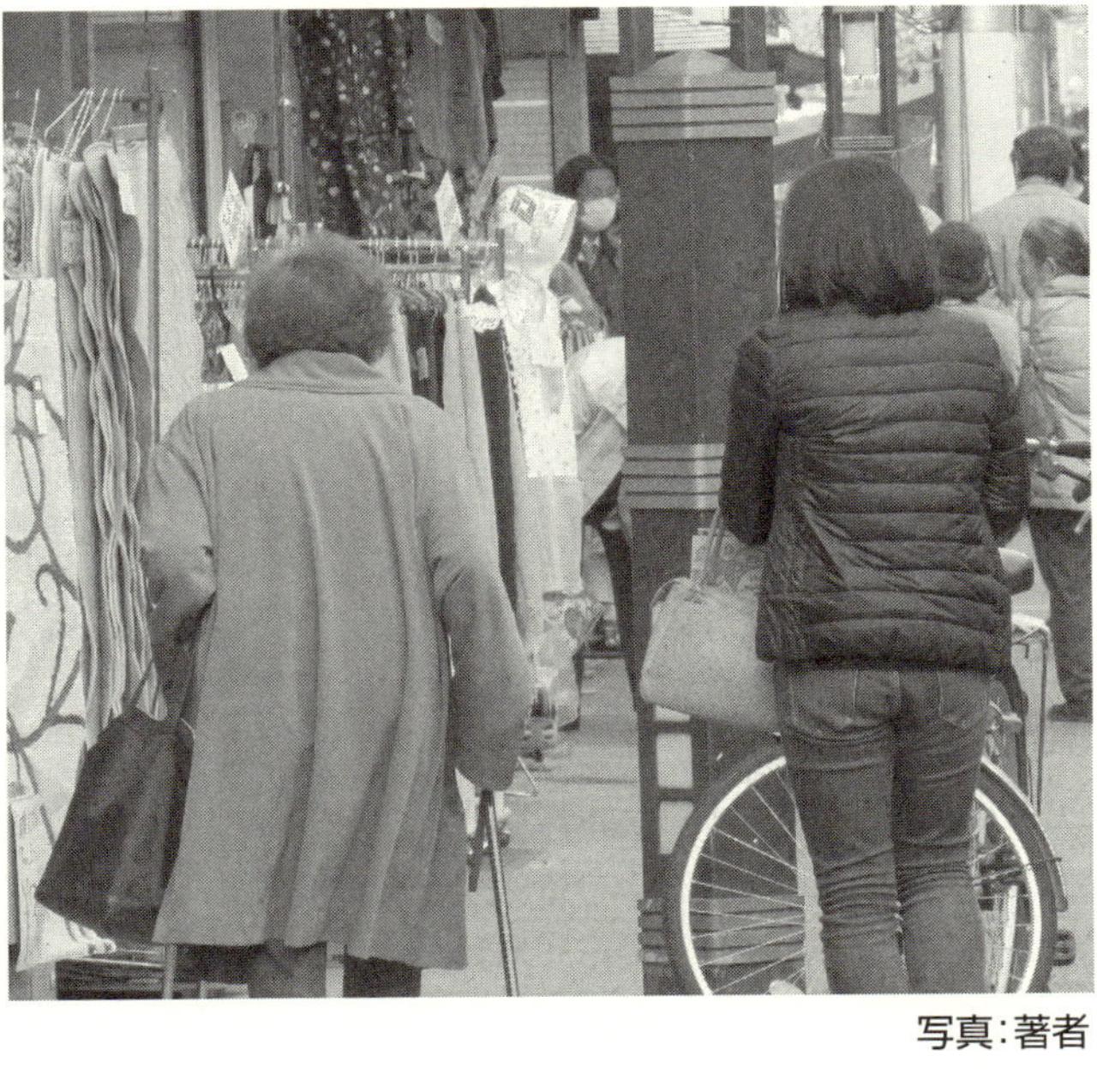

写真:著者

65歳以上が老人(定年、年金受給者)だ。今後、定年は70歳からという噂もある。となると年金は70歳からになるだろう。後期高齢者は85歳か?　すごい世の中だ。

ている。

だから、やがて寝込むようになるのだろう。いったん寝込んだら、もう起き上がれない。だから、老人同士は「寝込んだら終わりだよ」と、お互い励まし合いながら、「ちょっとぐらい痛くても起きて歩かなきゃ」と言い合って、元気を出している。これが本当の老人の姿だろう。

私がこの原稿を書こうと思った理由は、「老人は痛いのだ」「老人というのは、あちこち痛いということなのだ」ということを、何と若い人たちは分かってくれない、という、大きな秘密を明らかにするためだ。老人（になった人間）にとっては当たり前のことが、若い人たちには分からない。若い人たちは本当に、老人の体の痛みのことを分からない。

若いといっても、40代、50代の人たちだ。なんとつい最近までの私自身だ。自分が元気なときは、老人と障害者と病人の気持ちが全く分からなかった。老人病になって初めて老人の気持ちが分かる。

自分がその立場になって初めて分かる。私が自分の足の痛みをいくら周りの人に訴えても、家族も弟子たちも、編集者たちも、まったく分かってくれなかった。人は人（他人）のことを理解しない生き物だ。「かわいそうね」という言葉すらかけない。しょせんは他人事《ひとごと》なのである。

人は他人のことを、そんなに同情したり、憐《あわ》れんだりする生き物ではないということがよく分かった。今の日本人はとにかくウソをつきたくないから、わざとらしく、相手をいたわる言葉など吐かない。わざとらしいウソは必ず相手に見抜かれてバレてしまう。そうすると自分の信用がその分、落ちる。だから、思ってもいないことをわざと口に出して言うことはウソになる。だから相手へのいたわり（同情）の気持ちなど、よっぽどのことがないと口にしない。それが今の日本人である。

老人一年生／目次

図版作成・DTP 美創

第1章 老人は痛い。だから老人なのだ

若い人は残酷だ

これは私の身近な友人から聞いた話である。50歳の娘が、80歳になる自分の父親が病気になったので、外国で結婚して暮らしているのに、わざわざ帰ってきた。その娘が、父親に向かって言ったそうだ。「お父さん！　どうして寝込んでるの？　元気を出しなさいよ！」と病室に入ってくるなり、言って、かけ布団の上から体をバンバンひっぱたいた、というのだ。それは実の娘が父親を心底《しんそこ》、励まそうとして取った親身《しんみ》の行動だ。

父親は最初のうちは、「うん、うん」と言って娘の言うことを聞いていた。ところが、娘が自分の体の痛みをちっとも理解してくれない。そのうち、あまりに、バンバン励ましの叩きをされるものだから、ついに嫌になって、横を向いてしまった。父親は、「もういいよ」「もうお前とは口も利きたくない」と小さな声で言

「元気出しなさいよ、お母さん。これくらいならみんな起きて外を歩いているよ」と言われても…

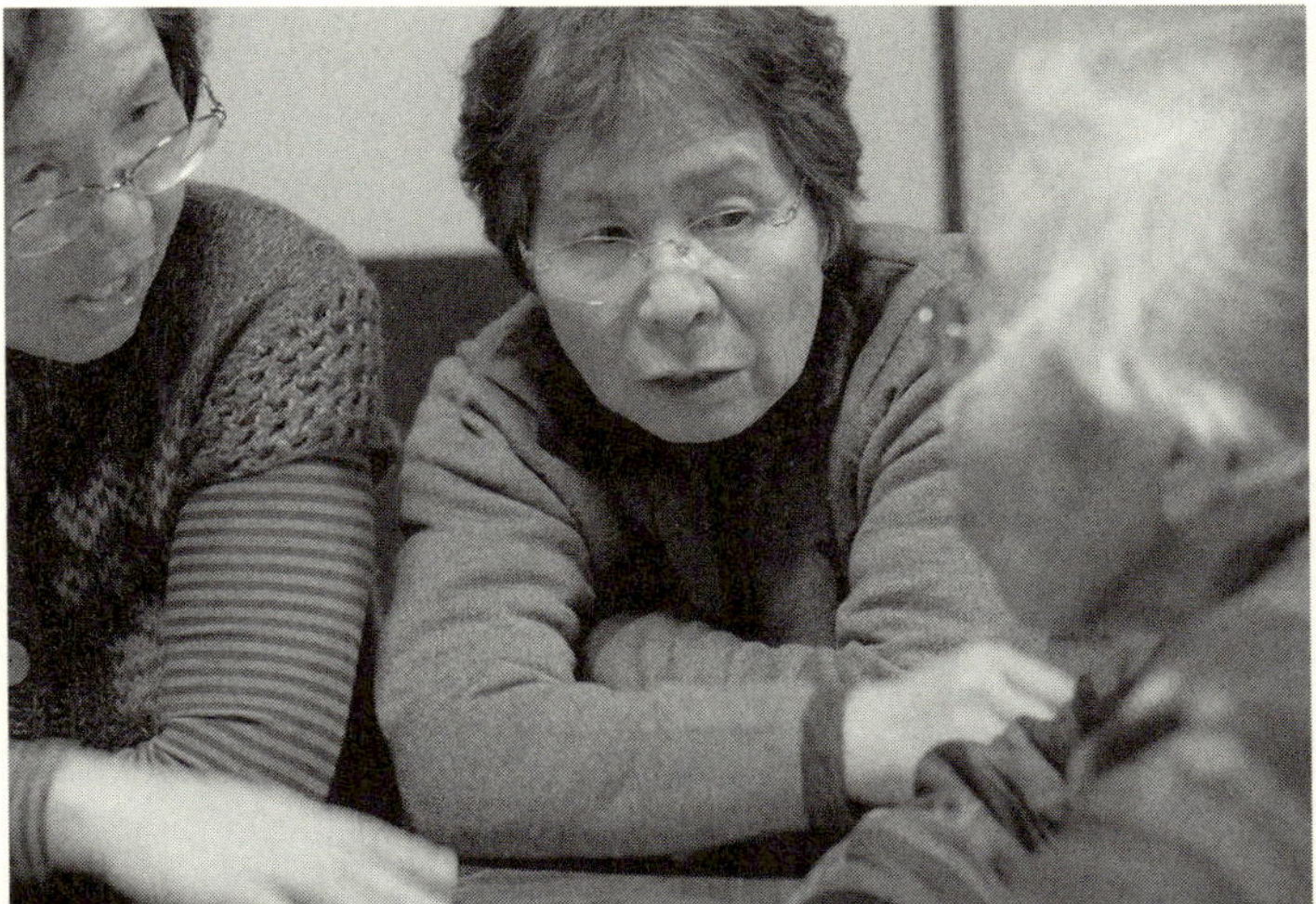

写真イメージ：Thinkstockから

娘や息子には、親の体の痛みがわからない。いくら励まされても親はだんだん口数が少なくなる。

った。これが真実の老人の姿である。

娘にしてみれば、父親に寝込まれると、その看病の一部が自分の責任になる、と感じて、父親をバンバン元気づけ勇気づけるのである。「おとーさん。80歳でも元気で働いている人はたくさんいるのよ」と。実の父と娘の関係であっても、こうである。この50歳の娘には、80歳の親の体の痛みが理解できないのだ。ああ、まったく。

別の事例を書く。80歳のおばあさんが、55歳の自分の娘に「足が痛い」「膝《ひざ》が痛い」と訴えた。だいたいが関節炎である。膝の半月板《はんげつばん》の下の、パッキンのような部分がすり減ってしまっている。あるいは、変形性股関節症《こかんせつしょう》を起こしている。こういうおばあさんたちは、見ていると、アヒルちゃん歩き（ダックリング・ウォークと言う）をしている。いかにも股関節が悪い障害者の歩き方をしている。

こういうX脚《きゃく》、O脚になってしまったおばあちゃんたちは、整形外科で手術し

誰もが老人病を持っている。顔には出さないが、みんなどこかが痛いのだ

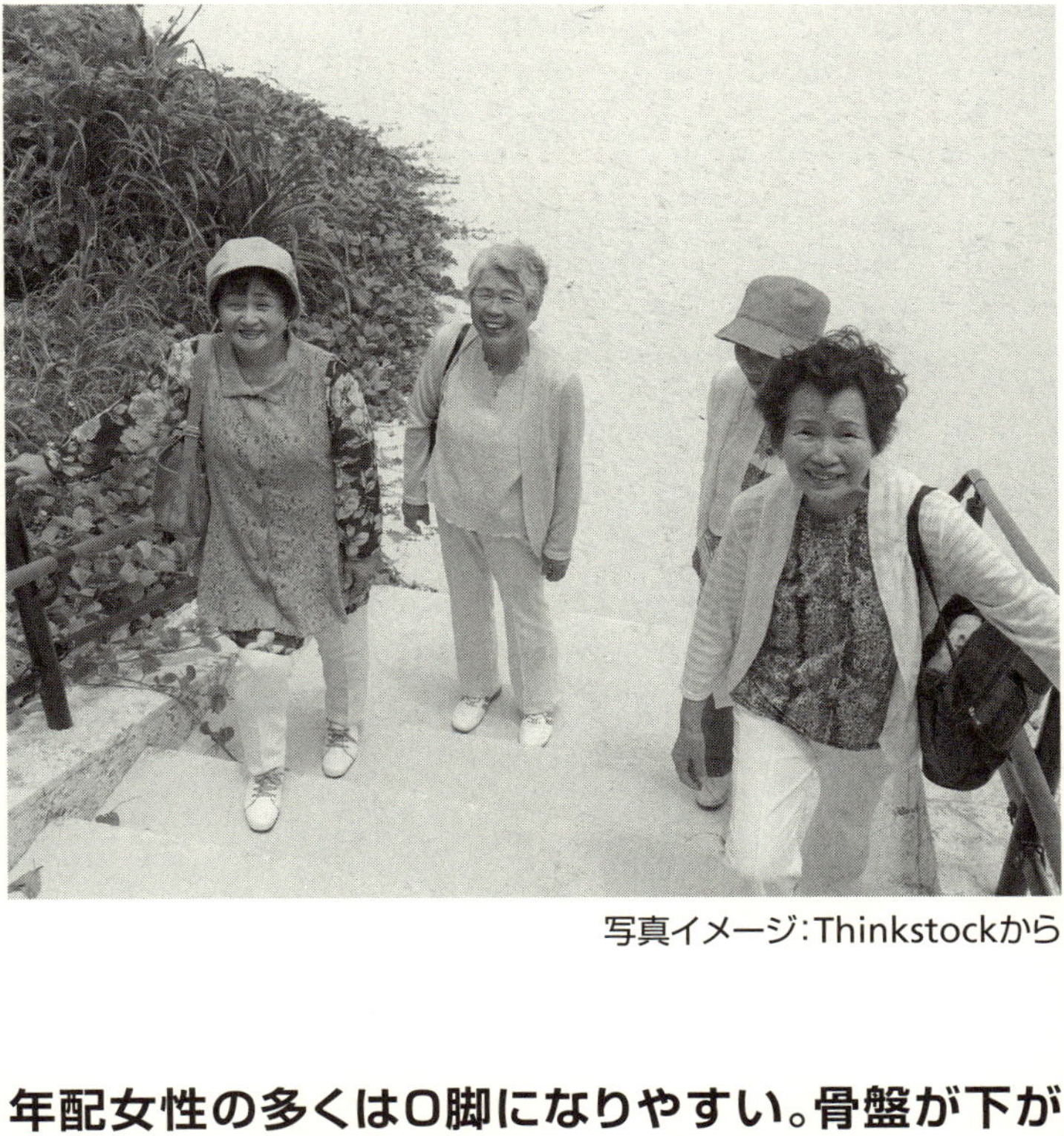

写真イメージ：Thinkstockから

年配女性の多くはO脚になりやすい。骨盤が下がり、股関節が広がってアヒルちゃん歩きをする。それでも全体としては日本では女のほうが元気だ。

てシリコンか何かを入れて緩衝材《かんしよう》（パッキン）で痛みをとる。それでなんとか痛みが和らぐ。この手術を、かなりの老人が受けている。

手術で大分《だいぶ》具合が良くなったという人も多いが、治らない人たちもいる。手術をしても必ずしも良くなるとは限らない。だから、「私は簡単には手術をしないよ」という警戒心と注意力を持っている老人もたくさんいる。

私はどうもそっちの方が正しいと思う。なんでもかんでも手術をすればいいというものではない。人生の年輪を重ねてきた老人たちに向かって、まだ若輩者《じやくはい》の老人一年生の私が言うことではないけれども、人生、注意深く動かないと、あとでヒドいことになる。まんまと医者たちに騙《だま》されて、手術のあともちっとも具合がよくならなかった、ということも多い。いいように実験材料や稽古台《けいこだい》にされてしまう。あるいは、医者という商売の金儲《かねもう》けの材料にされてしまう。

医療というのは本当は恐ろしい世界である。医療というものの真実は、どうも患者という老人たちを食い物にして出来ている世界だ、といえる。私はここまではっきりと書く。それが世の為《ため》であり、人の為の真実の暴《あば》き言論である。これがもの書き（評論家人生）30年の私の誇《ほこ》りである。

街中、白髪の老人だらけ

私はまだ老人になったばかりの一年生だから、〝年季の入った〟老人たちが、お互いに本当は何を話しているのか、実のところまだあまり分かっていない。聞き取り調査をしたわけでもないので、私の自分の観察眼力《がんりき》の範囲で書いている。高齢者が互いにいたわり合っているのかも分からない。老人になるほど、みんなバラバラでいろんな人がいて、「他人と口をきくのももうイヤだ」と偏屈《へんくつ》になっている人もいる。ゲートボール場では、みんな手術自慢をしている、という話を聞いたこともある。

それでも話し合える仲間がいるというのは幸せなことだ。仲間がいなくなってひとりでポツンと孤立している老人がたくさんいる。

ある日、「街中、老人ばかりだな」と悪態《あくたい》をついていたら、「ア、私も白髪《しらが》の老人じゃないか」と気づいて、タクシー運転手の老人と笑い合う、という経験もした。

「老人」とひと口に言っても、人間はみんな個人差があって人によって全然違う。1人の人間でも、日々、体調は変わるし、良い時と悪い時がある。そして、年を取れば取るほど個人差が出てくる。だから、安易に「老人というものは……」と決めつけてはいけないのだろう。だがね。ある程度、決めつけないと、言葉というものは使えないのである。決めつけないと言論というものが成り立たない。

私は70歳、80歳の人から、「若くていいね」と言われた。この間も、76歳の近所の人に、「あんた男盛りだね」と言われてゾッとした。男盛《ざか》りという言葉はちょっとイヤらしい言葉にしか聞こえなかった。「まあ、あっちの方は元気だろう」と言われたような気がした。「いや、私も足が痛くて……」と答えたが、相手は聞いていない。人《ひと》（他人）の痛みの話なんか聞く気もない。それぐらい、みな自分の体の痛みのことで手一杯《ていっぱい》だ。この人はもっとあちこち痛いんだ、と気づいた。そう、老人は痛い、のだ。

痛風で、痛みのつらさが初めてわかった

高齢者は、これまで慎重に慎重に長生きしてきて、70、80、90歳にまでなったんだから、そうそう簡単に騙されることは、もうない。それでも自分の体の痛みというものにだけは勝てない。痛みさえなければ病気も我慢できる。どうせ人間の体は壊れものであり、茶碗《ちゃわん》やグラスと同じく、使っているうちに少しずつ壊れてゆくものである。

老人の足腰や手足の痛みのことを、私は自分が痛風《つうふう》になって初めて分かった。そして、そのことを周りの人は理解してくれない、ということも分かった。元気に電車で毎日通勤している50代までの人間には、理解できないのだ。

ただ、60歳を過ぎると、少しずつあちこち悪くなる。「しまった」と思っても、もう遅い。「一病息災《いちびょうそくさい》」で、「還暦《かんれき》を過ぎれば、1つくらい病気があって当然」などと言われてきたが、本当は「五病《ごびょう》息災」なんじゃないかと私は思う。実際に私がそうなったからだ。

私はこの半年ぐらい足の痛みに苦しんだ果てに、今は元気になったが、この「5つの老人病」が再発する時に備えて、予防と対策ということを、本気で考えるようになった。だからと言って、そんなに大変なことをやっているわけではありません。

痛みというのは、本当に嫌なものである。今、日本では年間4万人ぐらいが自

麻生太郎・副総理が「90歳で老後が心配。いつまで生きてるつもりだ」の発言は注目された

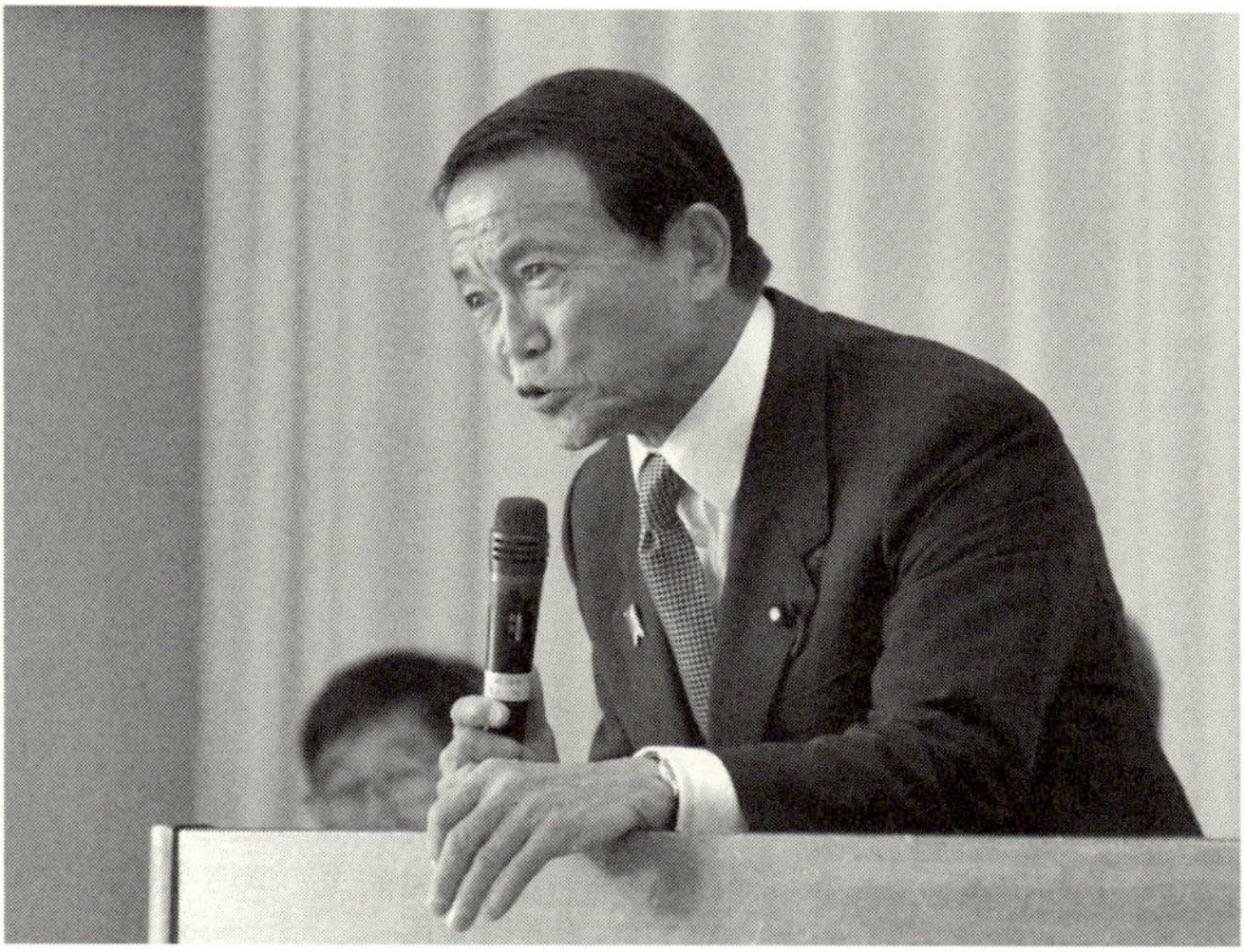

写真:朝日新聞社

「高齢者を侮辱するようなものではなかった」と、あとで釈明した。だが、みんな内心思っていることだ。去年そう言った麻生氏だってもう77歳だ。この人の取り柄《え》は、自分の思っていることを言ってしまうことだ。それがなかなか分かってもらえないことがある。政治家(みんなの代表)というのはいろいろと窮屈なものなのだろう。

殺していると思う（警察発表では3万人も切って、平成27年は2万4025人、としている）。おそらく、その半分は病苦《びょうく》による首つり自殺だろう。役所は発表しないけれども、私はそう思う。

毎日生きているだけで、病床《びょうしょう》で激しい痛みや中くらいの痛みがずっと続くのはたまらない。体の痛みで顔が歪《ゆが》んで不愉快で、「もう、死んだほうがましだ」と思う。

それでフッとある日、横柱にロープみたいな紐《ひも》をかけて、首を吊《つ》って死んでいく。私は、それは正しい人生の終わり方だと思う。それを家族も含めて周りの人は誰も非難しない。よく死んでくれました、と感謝している。私のこの書き方を非難する人がいたら、その人は偽善者《ぎぜんしゃ》だ。自殺する人の半分は病気の痛みの苦しみで死ぬのだ。このことを政府も発表したがらない。

あとの4分の1は、精神を病んだ人たち（頭《あたま》の病気）であろう。この人たちに

自殺の理由は健康問題がやはり多い

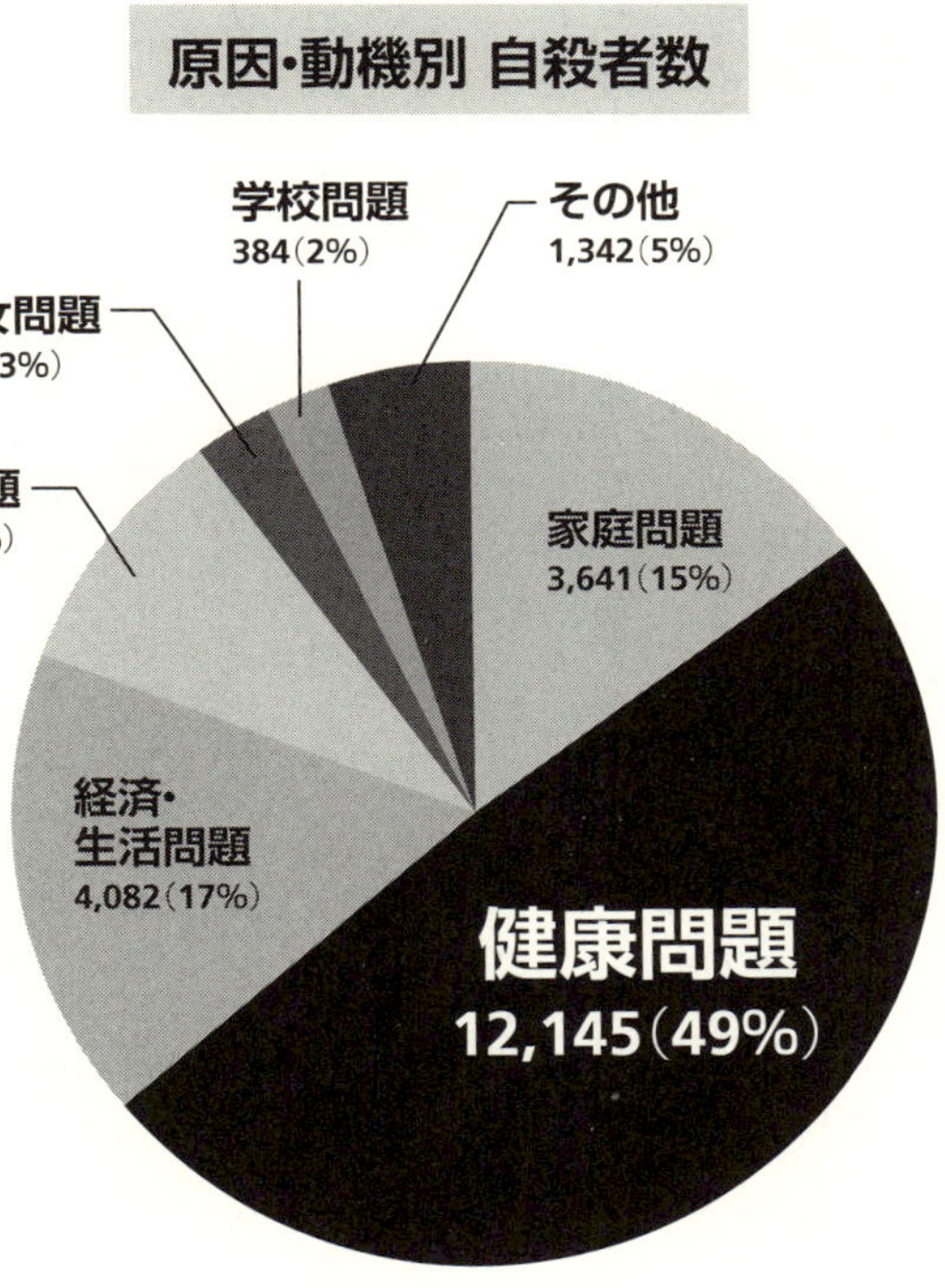

出典：内閣府、警察庁（平成27年）

痛いのはつらい。生きる気力を奪う。それは高齢者だけではないだろう。

は眠れない悩みと苦痛がある。自分の脳が苦しくて苦しくてもがきながら死んでいく。そして残りの4分の1が「社会的な死」である。会社が潰《つぶ》れたので失業したとか、借金だらけでどうしようもなくなった、といって自殺する人であろう。きちんと自殺したことの証明書（検死書、死亡診断書）をもらいたい。だから、多くの人の迷惑を承知で、電車への飛び込み自殺をする。山奥で死んで誰にも見つからなければ、それでおしまいである。

誰もが老人病になる。それが運命

老人はみんな人生の達人《たつじん》だ。だから、若い人たちが自分の痛さをどうせ分かってくれないということを、よくよく分かっている。自分も若くて元気だった頃は、老人のことを理解しなかった、と分かっている。こんな馬鹿げた当たり前のことを、なぜかこれまで誰も言わない、書かない。だから、私が初めて言う（書く）。

この世の大きな真実は、案外、私たちの身の周りに、誰からも注目されずに放り投げられている。

だから、みんなお互いをいたわり合いましょう、などと私は言いたくない（書きたくない）。どうせ、人は他人のことなどいたわらない。人のことなんかどうでもいいのだ。ただ、「そういうものだ、と、今度自分が〝老人一年生〟になってみてはっきり分かった」と、言うことは大事なのではないか。今回、体の痛みを身をもって知って、初めてこういう思いに至った。

老人は自分の体の痛さのことを「自分のここが病気だ。これは病気なのだ」と思う。だがそのときにはすでに遅かったとも言える。気づいたときにはもう遅いのである。その病気は以後、一生（残生《ざんせい》）簡単には治らない。病気は、特に、老人病は治らない。

体のどこが悪くなるかは、その人の運命だ。いったん病気が出たらもう逃げられない。その運命を運命として引き受けるしかない。一旦《いったん》罹《かか》ったらもう治らない。治ったと思っても又ぶりかえす。

医者は、「病気を少しずつ治しましょう」と、気休《きやす》めを言う。看護師（昔の看護婦でいいじゃないか）は、「お大事に」と優しく、プロの職業人としていたわりの言葉を一言かけてくれる。

医者は老人病（慢性《まんせい》病、疾患）は治らないと分かっている。それなのに、一応、治すふりだけはする。患者は痛みだけはとってほしい。どうかすると、優しい性格の医者なら、商売女《しょうばいおんな》の媚態《びたい》のような作り笑いをする。医者も商売だ。あとは、薬ばかり与える。昔は注射をよくしたが、今はほとんどしなくなった。そのくせ入院すれば点滴ばかりだ。それはそれで、そうやるしかないんだという、よくよく分かった大人同士の世界だから、それは私だって分かる。

私は仕事の鬼だ。職業病で首と腰に負担がくる

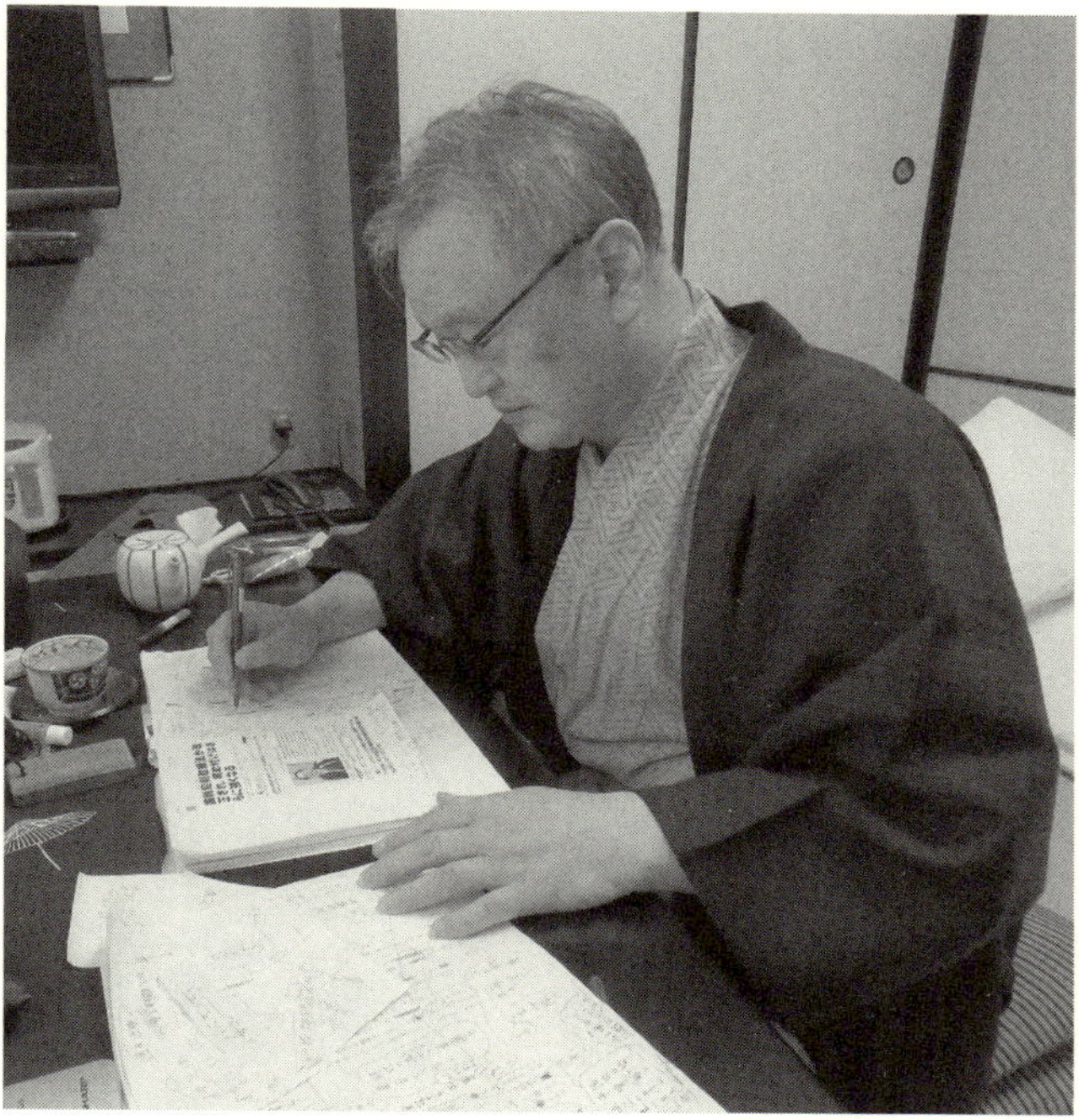

私は椅子と机では原稿が書けない。畳に座らないとできない。こんな姿で、いつも赤ペン入れをしている。さる和風旅館で。

医者は「生活習慣病」と言うな。「老人病」だ

老人病のことを、20年前くらいから「生活習慣病」と呼ぶようになった。これはやめてもらいたい。老人病でいいじゃないか。もう少し前は「成人病」とも言った。老人になったら病気になる。100歳まで元気で長生きしよう、というような馬鹿げた運動をやっている者たちがいる。「アンチ・エイジング anti-aging」と言うらしい。いい加減にしろ、と私は思う。

長生き運動を提唱推進している医者のほとんどは、よく見ていると薄汚《うすぎたな》い金《かね》の亡者たちだ。どうも偽善者《ぎぜんしや》（ヒポクリスト）である。それも自覚のない、無自覚に人間の長生きを礼賛している、単純な脳をした医者たちである。勉強秀才ではあったのだろうが、世間知《せけんち》というものがないタイプの人間たちだ。「医者は世間《せけん》知らずだ」と医者たち自身が言っている。まず彼らを撲滅《ぼくめつ》しなければいけない。

機械の部品のことをパーツ（parts）と日本人は言うが、本当はコンポーネン

70歳ぐらいでなる立派な「天骨《てんこつ》ハゲ」は男にとっての勲章だ

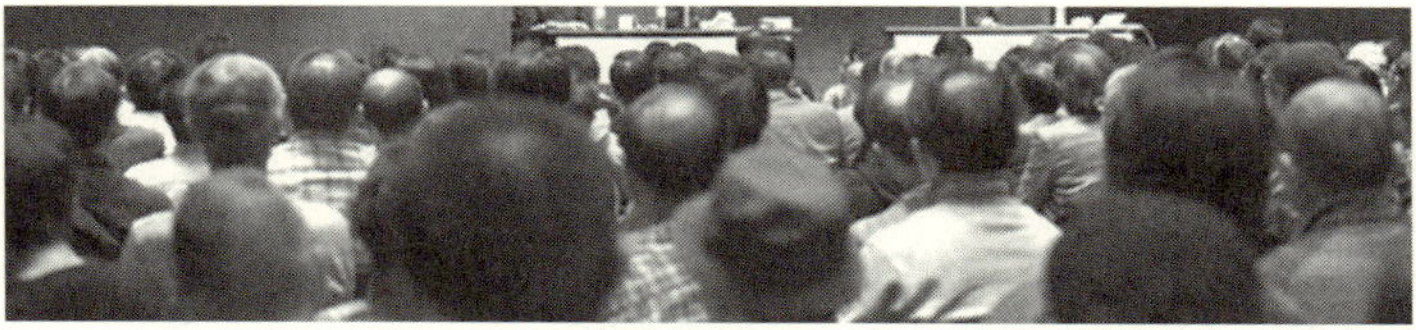

熱気あふれる、とある会場の様子。ところでハゲは病気ではありません。

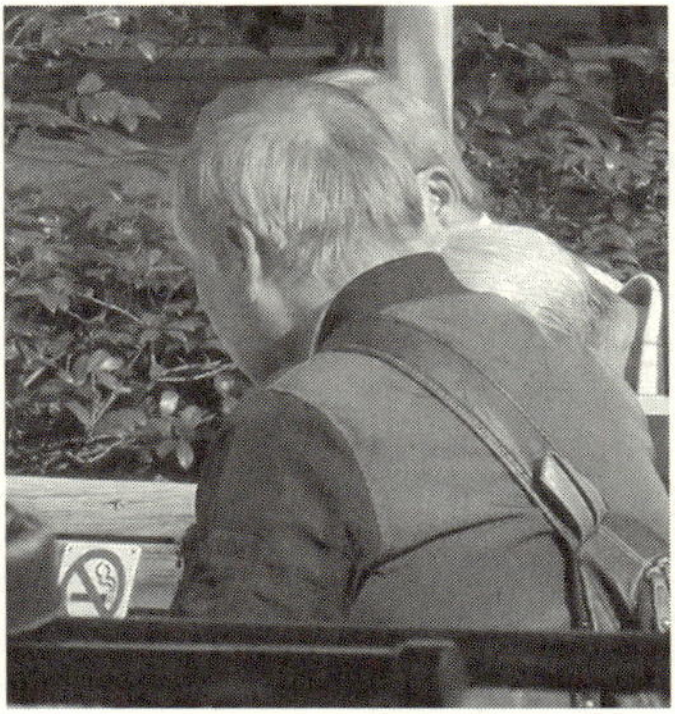

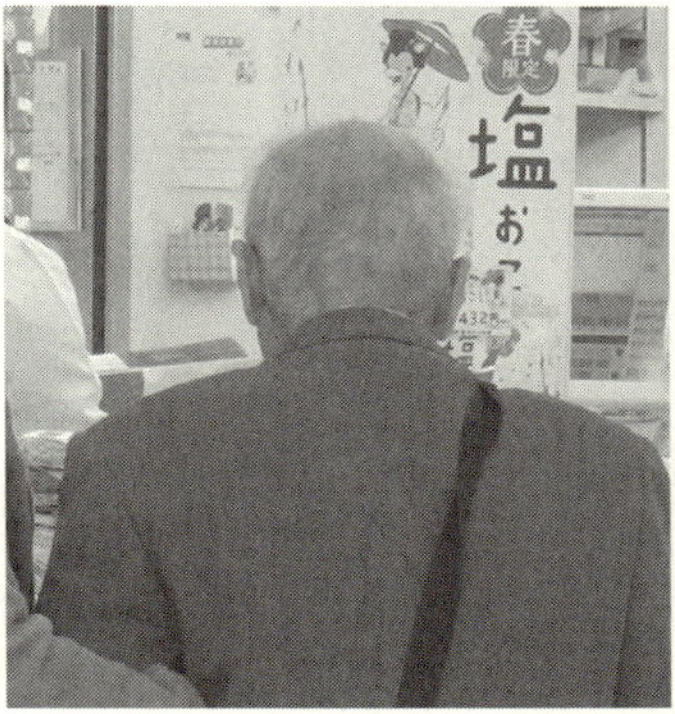

写真：著者

「天骨ハゲ」は私が考えついて命名した言葉だ。天骨は、頭のてっぺん、天頂にではない。そこから後ろに5センチぐらいである。「頭頂骨《とうちようこつ》」のやや後ろの「コツ」と「ハゲ」を組み合わせて作った。以後、この言葉が世の中に広まってほしい。

ト（components）と英語では言う。人間だって年《とし》を取ると、体のあちこちの部品（コンポーネント）が悪くなる。

私はまだ味わっていないが、どうも70歳を超すと、階段を上り下りするのが嫌になるそうである。家の中の階段だけでなく、駅や地下鉄の階段もきつくなるらしい。自分では脚が上がっていると思っているのに、上がっていない。蹴《け》つまずく。そしてよろける。気づかない間に足がすり足になっている。わずか3センチも上がっていない。それでつまずいて、転んで骨折する。さらに80歳くらいになると、かなりの確率で、目がかすんで見えにくくなるようだ。本を読めなくなるそうだ。

これはずいぶん昔に聞いた。岸信介《きしのぶすけ》首相は、新聞記者から、「長生きの秘訣《ひけつ》は何ですか」と聞かれた時に、「転《ころ》ばないことだ」と答えたそうである。これは名言だと思う。転んで脚の骨を折ったら、もう立ち上がれなくなる。だから慌《あわ》てて

「生活習慣病」とされるもの。どれもこれも老人病だ。本当は果《はた》して病気だろうか？

JPALD
Japan Preventive Association of Life-style related Disease

一般社団法人
日本生活習慣病予防協会
Japan Preventive Association of Life-style related Disease

生活習慣病

◆高血圧　◆脂質異常症（高脂血症）　◆糖尿病　CKD（慢性腎臓病）　◆高尿酸血症／痛風　◆肥満症／メタボリックシンドローム　◆動脈硬化　◆心筋梗塞　◆狭心症　◆脳梗塞　◆脳出血　◆脂肪肝／NAFLD／NASH　◆アルコール性肝炎　◆COPD（慢性閉塞性肺疾患）　◆肺がん　◆大腸がん　◆骨粗鬆症／ロコモティブシンドローム／サルコペニア　◆歯周病　◆睡眠障害　◆タバコ病

出典：日本生活習慣病予防協会HP

年を取ったら、骨も心臓も肺も弱くなる。自然なことだ。

蹴《け》つまずいて転ぶことが老人の大敵だ。用心して生きないといけない。

動物は、自分の足が利かなくなって動けなくなったら、そこでうずくまって死んでいく。自力で餌《えさ》を取れなくなったら、動物は死ぬ。これが自然の掟《おきて》であり、自然な動物の死に方である。大事なことだと私は思う。人間も動物の一種なのだ。だから、自分で食事ができなくなったら、そのまま死なせるべきである。

ピンピンコロリは1%もいないだろう

80代になって病気ひとつない、という元気な老人もいる。いることはいる。そういう人は、深刻な病気との付き合いが本当にないだろう。こういう人は、小さい頃から身体強健であっただろう。だからかえってきっとコロリと死ぬと思う。仕合《しあわ》せな健康人間だ。だがそんな老人は1%もいないだろう。

60歳になったとき、体全体がガタンと弱まった。そのように私は感じた。70歳で、またガタンと落ちるらしい。80歳でまたガタンと落ちる。人は、何かのきっかけで、次第に体力が落ちていき、老人病が亢進《こうしん》して、体の痛みが、あちこちに出る。あんなにきれいだった、美人だった女性も、70歳、80歳になると、見るも無惨に……これ以上は書けない。

人は痛み、苦しみに耐えながら死んでいく。「痛い」が老人のお友達だ。ずーっと軽い痛みと付き合ってきた老人たちの中には、痛みに上手に対処している人がいる。一方で、痛みとの付き合いが下手くそな人もいる。

立派な死に方などというのはない。恵まれた死に方などというものはない。死は平等にすべての人に訪れる。どんな人にとっても死はある日、訪れる。私はそれが待ち遠しい。軽い痛みに耐えながら、ジッと動かないで、騒がないで、食を少しずつ細らせてきちんと死にたいと思う。

だが果してそのとき、本当にこんな達観（これが悟りか？）を私は実行できるだろうか。半分自信がない。だが、強固な意志でそれを実行しようと思う。家族に看取《みと》られながら、平和に安らかに死んでゆく。しゃらくさい。そんな死に方なんかあるものか。死ぬときはみんな孤独に、ひとりで死ぬのだ。

それでも医者の目の前で死なないと「死亡診断書」を書いてもらえない。だから病院で死ぬときは、だいたい間際《まぎわ》に医者がやって来て死亡を確認する。医者の目の前で死なないと、「死体検案書《けんあんしょ》」をやっぱり医者が書かなくてはいけない。大変面倒なのだそうだ。だから救急車の救急救命士《きゅうきゅうきゅうめいし》（おもしろい職業だ）たちは、なんとかして医者の前まで生かして患者、事故者を運ぶそうだ。だが、もう死んでいたら……、死亡診断書にするんじゃないか。

老人病になって、いろいろな病気になって、痛みを抱えてひとりで泣いている人たちはたくさんいる。私は自分の母方のじいさん（祖父）の末期の姿を覚えている。あんなに威厳に満ちていた人が。口腔癌《こうくうがん》（下あごのがん）で、ここは麻薬

男の60代はまだまだ働き盛りだ、となりつつある。70歳までは働け、だ

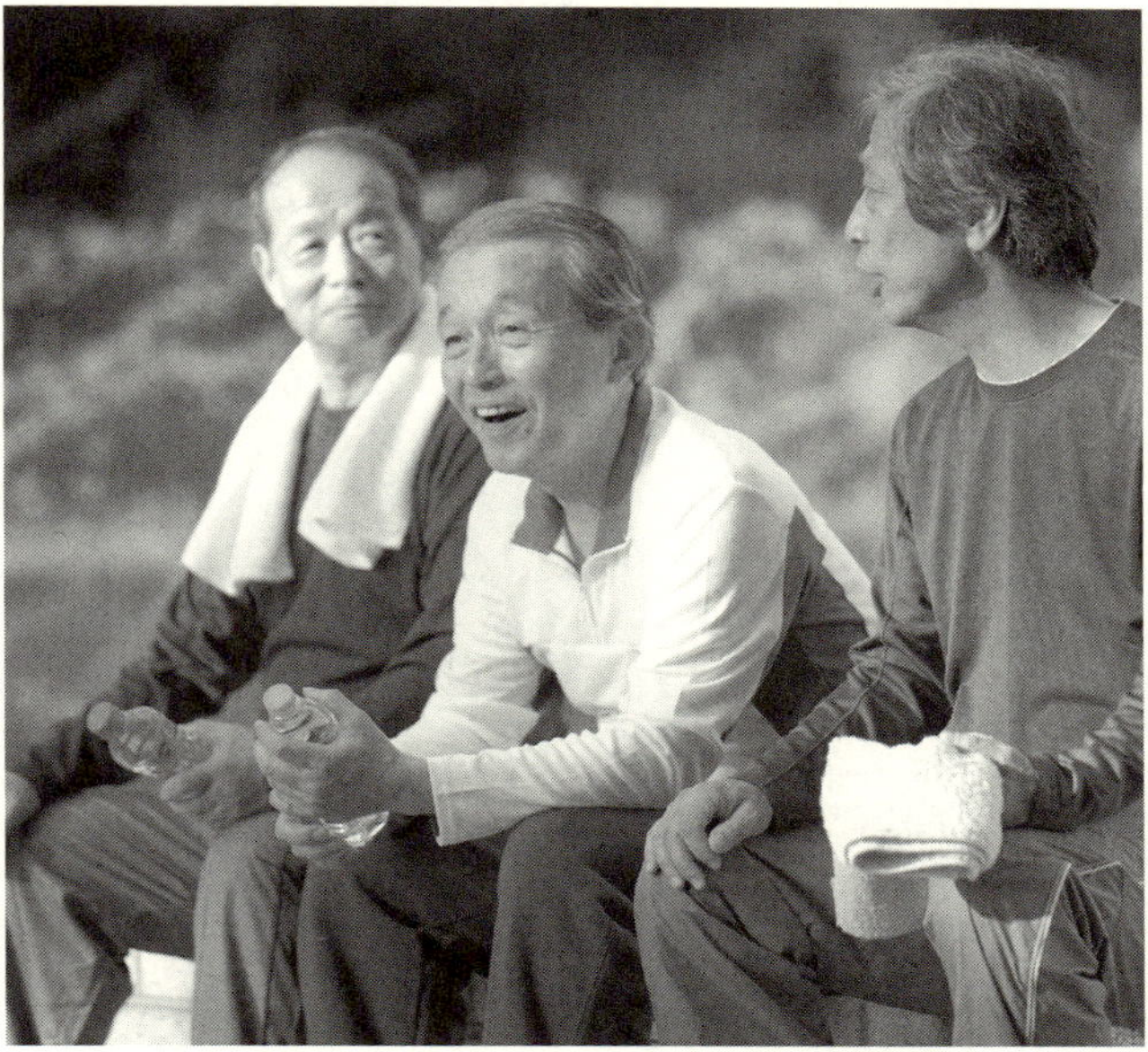

写真イメージ：Thinkstockから

老人どうしで「寝込んだら終わりだよ」「ちょっとぐらい痛くても起きて歩かなきゃ」と励ましあっている。

（痛み止めのモルヒネ）が効かないので本当に痛かったようだ。

病気はいったん抱え込んだら、自分の一生涯の問題だ。簡単に治るようなものではない。うまくつき合っていくしかない。多少なりとも軽減することはできる。が、その症状（持病）の自分の体からは逃げられない。痛みと病気は自分で抱え込んでしまったが最後、どうせ最期までつき合って抱え込んだまま生きなければ済まないというのが真実だ。そうなった病気の治療というのは一体、何なのだ。医者は患者の痛みをとることだけはしなければいけない。それだけは医者にとっての切実な、本気でやるべき仕事である。

私は、医者が病気を治療するとか、病気を治すということも、時代によって変わってしまったと思っている。昔の医者たちは偉《えら》かった。本当に「病気を治して」いた。ところが、現代では、なんだかよく分からない、難しい病気（病名）がどんどん生まれて、複雑な病気がたくさん出て来て、それで医者たちが治せなくなっているのではないか。

私はこの本では医原病《いげんびょう》（イアトロゲネシス　iatrogenesis）の話はしない。医原病とは、現代医療と先進医学が、医学の進歩のためにかえってどんどん新しい病気を作ってしまっていることを指す。オーストリア人の社会学者イヴァン・イリイチ（１９２６〜２００２）が１９７５年に作って発表した考えだ。一時期、騒がれたが、今は忘れられている。

だからほとんどの病気は一生ものだ。自分の体を医者に丸投げせずに、病気と向き合いながら、その時その時、自分自身で対処していくしかない。自分の体と自分の病気は自分自身のものなのだから。

私の5つの老人病はこれ

私が抱える自分の老人病は次の５つである。

①痛風
②前立腺肥大症《ぜんりつせんひだいしょう》
③高血圧症
④首の痛み（頸痛《けいつう》）と腰痛《ようつう》
⑤慢性気管支炎

私は去年、この5つの病気に次々に襲われて、もう物書き業の仕事を続けるのは困難ではないかと思った。ベッドの中でひとりで悩んだ。しかしそれは世の中に対して、そして自分自身に対して甘えた考えだ。実際には私は軽い痛みの中で、ベッドに横たわったまま原稿を書き続けた。私は仕事の鬼だ。このあと5つの病気は順番に治《おさ》まった。しかしまたそのうち起きるだろう。

私はこれまで医療や病気についての本を書いたことがない。私は医者ではないし、自分自身がよく分からないことは書かない、と決めている人間だからだ。でも、私もごく普通の人間として、こうして体のあちこちが痛むようになった。それは年齢とともに（加齢《かれい》）起きることであり自然なことだ。私はもの書き、言論人という職業のために首、肩の凝《こ》り（首の痛みは頸痛《けいつう》だ）と、腰痛がある。

私の、長年のこの腰痛と首と肩の凝りの問題はどうせ解決することはない。それでも著《いちじる》しく軽減させることはできるようだ。あとの方であれこれ対処法を書く。

次の章で、5つの私の病気について自分自身の経験と分かったことを書く。

第2章

私の5つの老人病

私の「痛風」対処法

痛風《つうふう》は、ふつうは足の親指の付け根あたりが赤くなってブーッとふくらむ。そこの部分に尿酸《にょうさん》がたまって結晶となり、ガラスの破片のようになって周《まわ》りに突き刺さって、激しい関節炎になる。これはかなり痛いと世の中でよく知られている。予備軍も含めると500万人以上いるそうだ（厚労省）。

私の場合は、年に2回ぐらい、親指ではなくて足の踵《かかと》に出る。踵だけれども、くるぶしの下あたりも腫《は》れる。ここに大きな関節がある。押さえると非常に痛い。踵が腫れだすと、歩くのがキツくなって歩けない。トイレにもなんとかびっこを引きながら行った。杖をついたりしながら行った。

痛風は、私の場合は4〜5日、痛い状況が過ぎるとおさまる。風がそばを吹き通るだけで痛いから「痛風」と昔から言ったそうだ。英語名は gout（ガウト）

体内にたまった尿酸が、痛風の発作を引き起こす

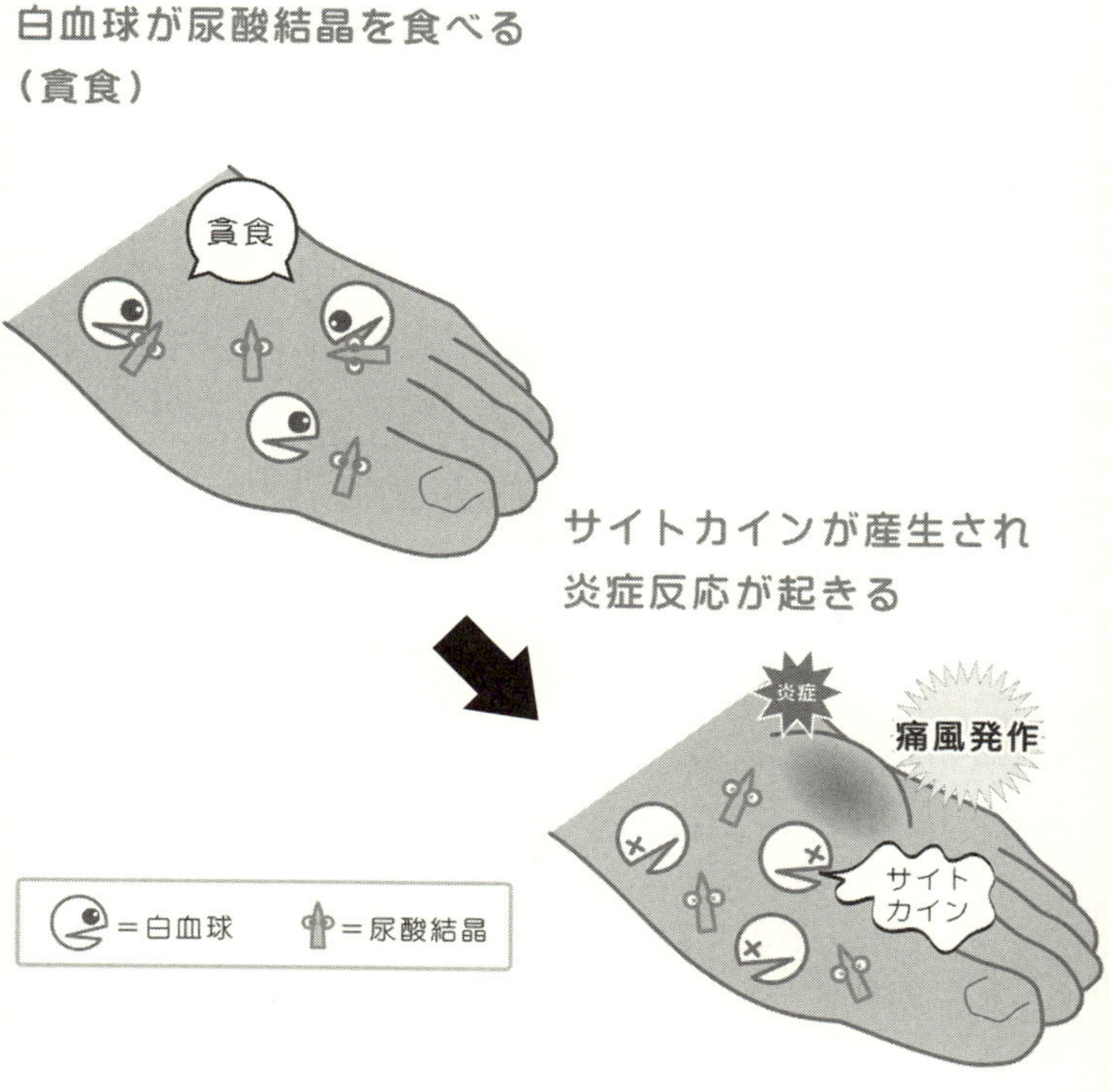

イラスト：medickから

私の場合は、年に2回ぐらい出る。尿酸値が7mg/dl出ると危険信号だ。このとき確実に痛風が起こると分かった。

である。

この痛風が出始めたのは４～５年前である。これは栄養のとり過ぎという問題がある。「プリン体」とかいう変な言葉がある。何のことだか分からない。細胞の核を構成する物質で、すべての細胞内にあるのだそうだ。

このプリン体がよくないから、白子やあん肝のような動物の内臓を食べてはいかんとか、フカヒレみたいなのを食べたらいかんとか、エビとかカニは食べるな、ビールを飲むな、焼き肉を食べるなと言われている。あれもよくない、これもよくない、だ。イクラや鶏卵はプリン体が多いと以前はよく言われていたのに、実は少ないということになったらしい。

医者たちの世界（医学界）も本当はいい加減な世界で、厳格そうにしているが、実際は、流行でどんどん病名を変えたり、治療法がガラリと大きく変化する。昔行っていた治療法は間違っていた、として全く反対のことをやり出したりする。

用心、用心である。

イクラに含まれているプリン体は１００ｇあたり３・７㎎しかないそうだ。これが１００ｇ当たり２００㎎以上入っていると、プリン体が多いから要注意とされる。こんなことまでいちいち考えて食事をしなければならないらしい。最後、あの病院食が理想ということになる。ヒジキとワカメと酢の物と……という例の世界である。たしかに病院食は体にいいだろう。

痛風に関しては、血液検査で全部分かるようだ。尿酸値《にょうさんち》が７㎎／dℓ（ミリグラム／デシリットル）を超すと危険信号だ。検査して尿酸値が高いと確実に痛風が起きている。このことは自分の体を実際の実験材料にしてみて実によく分かった。私は７・９㎎／dℓだった。だから血中の尿酸値が高いのを、低く抑えればいい。これだ。本当にこれだけのことだと思う。だが、そう簡単には体質改善はできない。

それには痩《や》せることが何よりである。これも分かる。だが、これもなかなか簡単にはできない。痩せるためにはよく歩くことと、食べないことだろう。今、私は体重が84キロもあるから、おそらく10キロ減らして74キロまで体重を落とせば、この病気の原因の半分は解決する。

それから毎日キャベツ中心のサラダばかり食べていればいいのだろう。しばらく野菜ばかり食べ続けた。しかしいつまでも野菜食中心ではいられないから、あまり深刻に考えないで、普通に魚中心にして肉をなるべく食べないようにしている。

日本酒やワインなどの醸造酒《じょうぞうしゅ》は、尿酸値が高くなるから駄目だそうだ。飲むならウィスキーか焼酎などの蒸留酒《じょうりゅうしゅ》ならまだいいと言われている。だから、焼酎党《とう》になってしまった。ビールをまったく飲まなくなった。

今のビールはどうも、なんだか味の素のような複雑な化学物質をたくさん混ぜ

痛風の薬として処方されるコルヒチンとインテバン

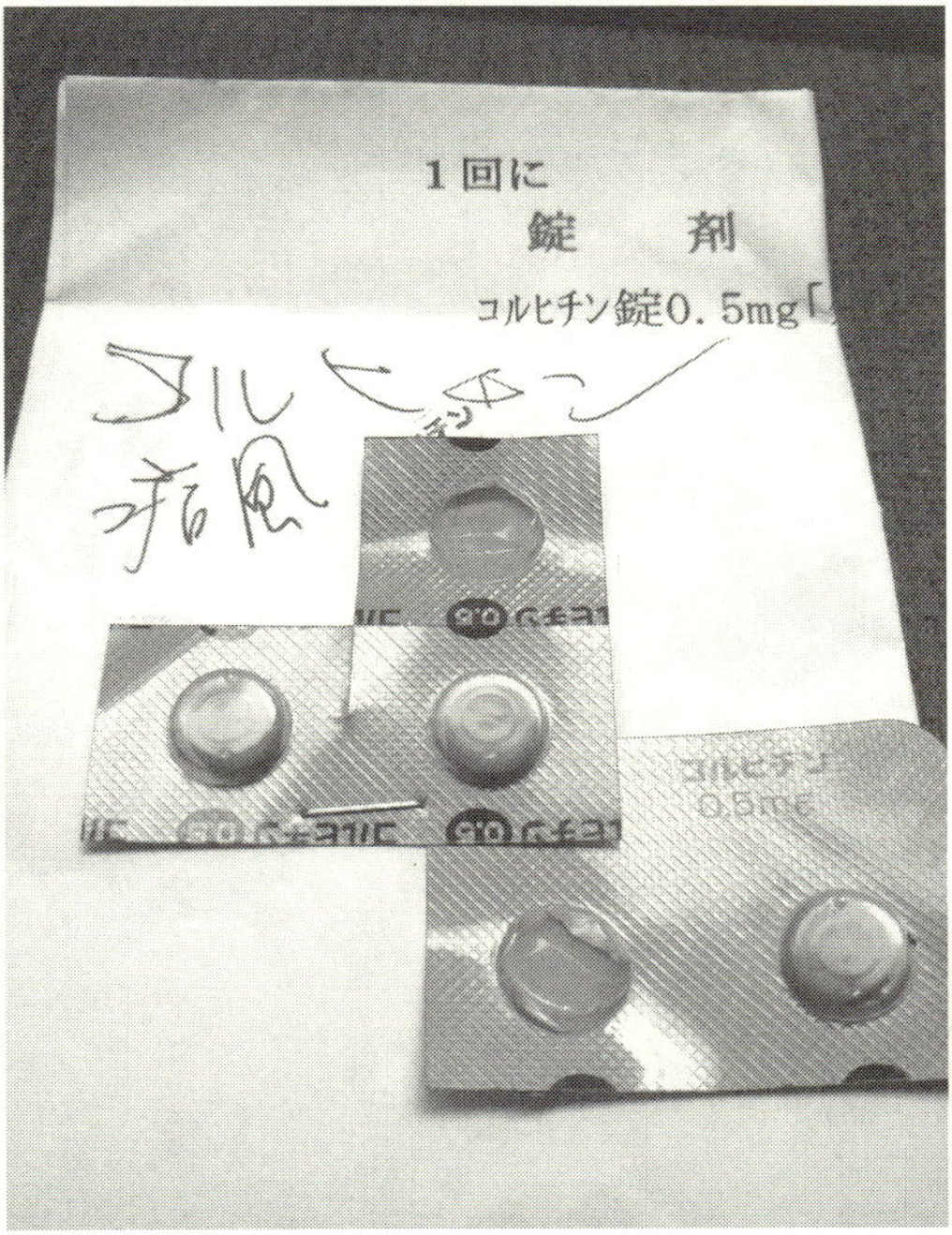

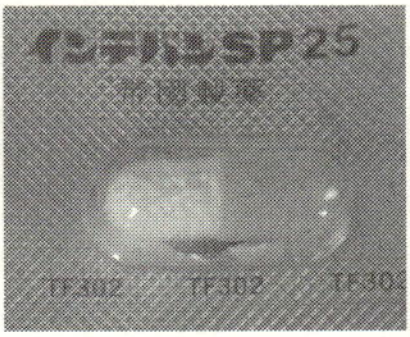

写真:著者

コルヒチン(左)は、白血球が関節内に集まるのを抑える作用があるという。私には効かなかった。痛風は、たまった尿酸結晶を白血球が攻撃するために、尿道部分が腫れたり、痛くなる。私にはインテバン(右)のほうが効いた。

て作られている感じがする。おいしいのだが、どうも「化学合成飲料」のような気がする。商品開発のやり過ぎの産物ではないか。

私は飲み屋に行っても料理は食べるが、焼酎のお湯割りを2杯で止《や》めるようになった。あとは水かお湯をもらってがぶがぶ飲んでいる。これが自分なりのお呼ばれ（宴席）での自己防御法である。

痛風の薬は、私にはインテバンが合った

痛風は、体内にたまった尿酸結晶《にようさんけつしよう》を、白血球が攻撃するために、腫《は》れて熱をもって痛くなるのだそうだ。

痛風の薬は、3種類、医者から処方《しよほう》された。「コルヒチン」という薬が緊急でよく効くと言われた。が、私の場合は効かなかった。症状が出たらすぐにコルヒチンを飲むべきらしい。特効薬なのか、医者はたくさんは出してくれない。

私は医者の言うことをあまり聞かないし、医者たち全員を疑っている。私は悪い患者だ。薬の飲み方もいまだによく分からない。人（専門家）に言われた通りの指図《さしず》に従うのが嫌いな性格《たち》だ。そのせいで、これまでにいろいろ失敗して痛い目にあって来た。自業自得だ。

ようやく薬が効くことが分かった。医者の言う通りに飲んだからではなくて、たまたま去年処方されて残っていたのを飲んだら効いたので、「オッ」と思った。これで、私は自分にとっての生涯（残りの人生）の大敵である痛風（足の腫《は》れ）に、立ち向かえると思った。その薬は「インテバン」と言って、インドメタシンという抗《こう》炎症作用のある物質を含んでいるらしい。

だから私は医学の進歩を馬鹿にしているわけではない。医者たちの言うことに逆《さか》らっていいことがあるわけがない。だが私は、彼らが言うことを疑うし、反抗する。

「前立腺肥大症」は男の生理痛ではないか

私の2つ目の老人病は、前立腺肥大《ぜんりつせんひだい》である。前立腺は英語ではプロステイトprostateと言う。その肥大症《ひだいしょう》による炎症《フイリア》である。尿道が腫れて尿が出にくくなる。それだけだ。男性特有の症状と言ってよい。「男の生理痛」ではないだろうか。私は60歳で、てきめんにこれが出た。高齢男性の10人に6人は、出るといわれている病気だ。

オシッコの出が悪く、絞り出すような痛みを伴う。私は朝の4時、5時に起きるのだが、起きたばかりの排尿の時に分かる。「痛《いた》っ」と感じる。膀胱《ぼうこう》の下にある前立腺が肥大して、膀胱や尿道が圧迫されて尿の出が悪くなる。前立腺肥大症には、トイレが近くなる症状もある。

私は〝老人性早起症《ろうじんせいはやおきしょう》〟だから、日の出よりも早く起きる。起きたばかりの時が頭がスッキリしているから、すぐに仕事をする。大学教授をしていた時は、通勤

前立腺肥大症は、男の生理痛ではないか

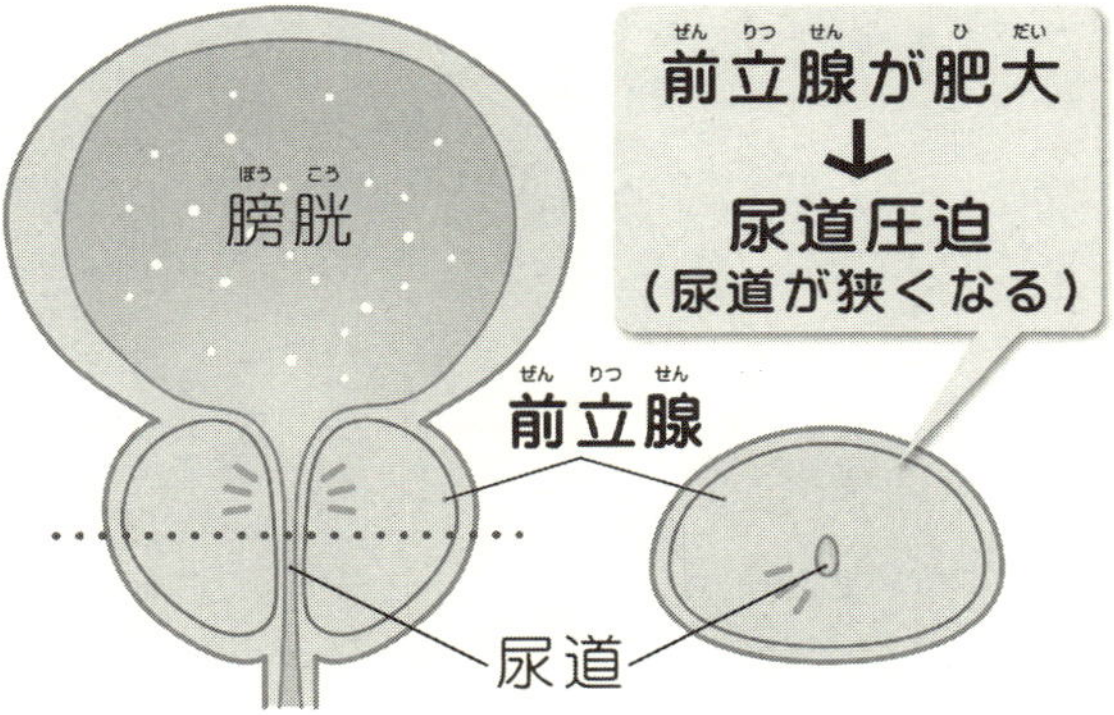

イラスト：medickから

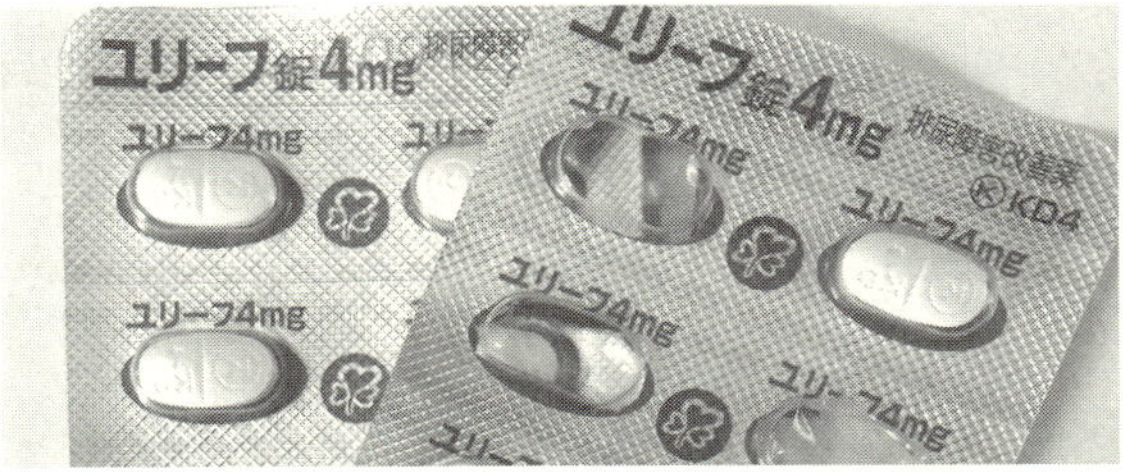

写真：著者

私は60歳でこれが出た。60歳で60％、70歳で80％、80歳では90％の男性がなるという。つまり誰もがなる老人病だ。ユリーフは前立腺肥大症の薬である。私にはこれがとてもよく効いた。

電車の中で二度寝《にどね》をしていた。今は、家で8時頃からちょっと二度寝をする。この二度寝が実は体にすごく良い。

朝起きて1時間おきぐらいにトイレに行くのだが、そのたびに絞り出すような痛みが続く。昼頃になると、少しやわらいでくる。だから動き回っているといいのだろう。

前立腺肥大症には、「ユリーフ」という薬が、私の場合、ものすごくよく効いた。朝、痛い、と気づいた時に、この薬を飲むと、その日一日、痛みもなくシャーシャー出るようになった。1錠飲めば、2日ぐらいはなんともない。ただ、薬を飲み過ぎると効き目がなくなることを恐れて、よっぽど痛い時以外は、飲まないようにしている。

「おしっこが痛い」と書くと変な日本文だなぁ、と自分でも思うが、実感としてはこれだ。尿道の炎症だと思う。これが前立腺がんになると手術をしなければいけなくなるのだろう。確か、今上天皇《きんじょう》（明仁天皇《あきひと》）もこのご病気で手術した。

「高血圧（による頭痛）」は放っておいて我慢するだけ

3つ目は、高血圧である。これも当たり前の老人病だ。

私は、60歳まで高血圧で頭がボーッとするということはなかった。まったくなかった。健康で良かったと感謝しなければいけないのだろう。誰に？　何に？

私は神《かみ》という言葉が嫌いだから、天《てん》を使う。天に感謝《テイエン》する。

日本高血圧学会のガイドラインによれば、140／90㎜Hg（ミリ水銀、ミリマーキュリー）以上が高血圧だそうだ。

私の場合は、普通の状態でも、血圧は上が150㎜Hg、下が110㎜Hgくらいだ。ところが、高血圧になってボーッとして頭痛がしてくると、上が180㎜Hgで、下が120㎜Hgになっている。私はテルモの家庭用血圧計で割とよく血圧を測っている。外気の気圧の変化の影響もあるようだ。最近は血圧が高い時は200㎜Hgを超える。年に何回かある。220㎜Hgの時もあった。危ないな、と自分でも思った。

しかし私は、それでも降圧剤《こうあつざい》（血圧を下げる薬）を飲まない。今も飲みたくない。降圧剤は毎日飲み続けなければならない。面倒《めんどう》くさいから私は飲まない。高血圧による頭痛だと自分でもよくよく分かっているが、それでも横着《おうちゃく》して薬は飲まない。

「それは危険だ。血圧が160㎜Hgを超したら降圧剤を飲まなきゃ」と何人かの友人に言われた。が、言うことを聞かない。「日本高血圧学会」の定める基準はどうもおかしい。タクシーの、「(後部席も) シートベルトを締《し》めてください」と同じで、国家や役所の横暴だと思う。いちいちうるさい、だ。

血圧は180㎜Hgぐらいまでは老人になれば自然だ、と私は考えている。個人

血圧の上が180㎜Hg（ミリマーキュリー）くらいは、老人なら当たり前ではないだろうか

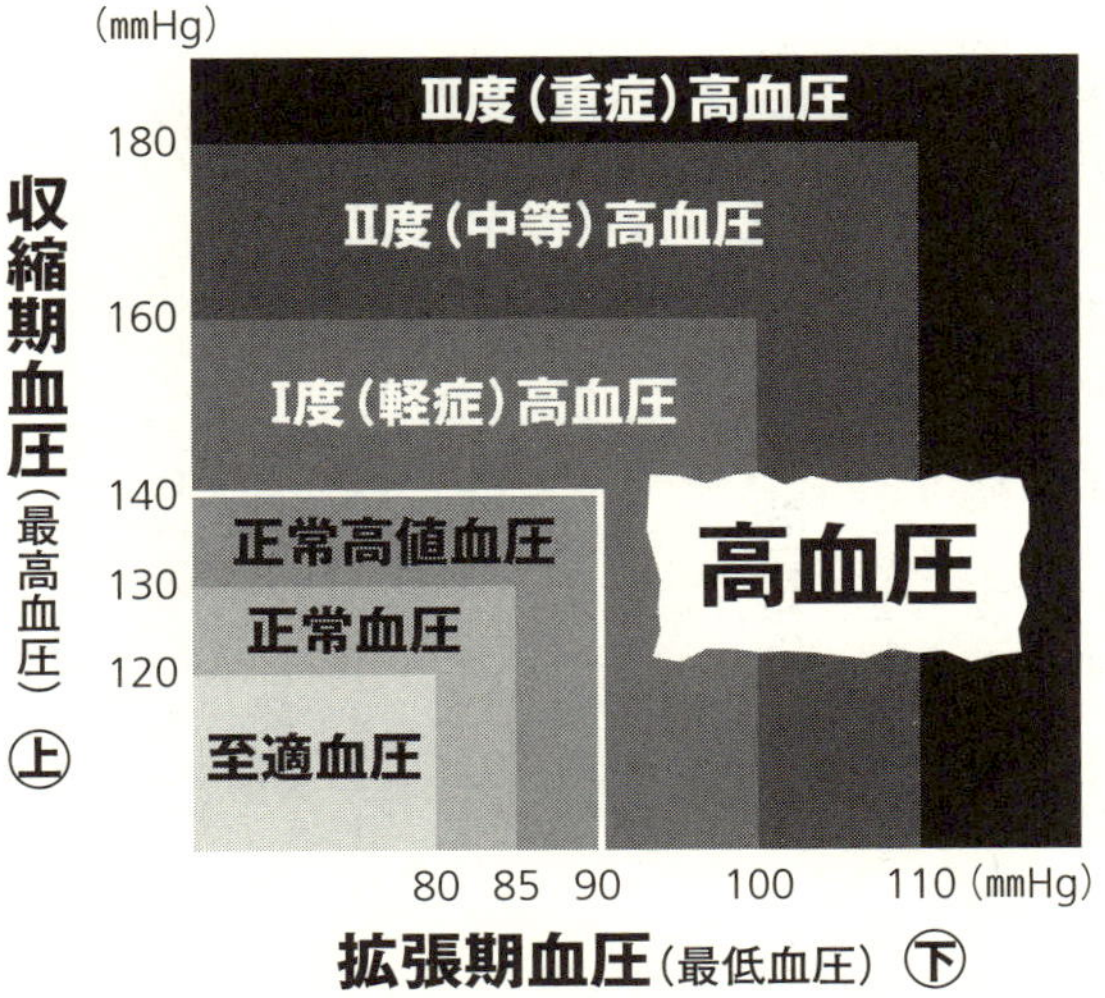

参考：日本高血圧学会

下が90から、上が140から上を高血圧と日本の医学界は決めている。この基準に照らし合わせると、私はⅢ度の「重症高血圧」ということになる。平穏（健康）時でも私は血圧が150ぐらいある。頭が重くて気分が悪いと180ぐらいにすぐなる。それでも降圧剤は飲んでいない。叱《しか》られるだろうが、私は甘い考えのまま生きている。

差もあるだろうが。お前みたいな奴は、罰当《ばちあ》たり（鉢当《ばち》たり）でぶっ倒れればいいと言われるだろう。が、私は今のところ言うことを聞かない。

いざという時のために医者がくれた降圧剤を持ってはいるが、よっぽどひどい時、危ないなと思った時にだけ飲もうと思っている。驚かれて、「そんなんじゃ効かないよ」と言われる。それでも、今のところはこれでいい。そのうち大事《おおごと》になるかもなあ、という自覚と警戒心はある。

「腰痛」と「頸痛」がかなり問題だ

4番目は、頸痛《けいつう》（首の痛み）と腰痛だ。これもほとんどの人に出る。肩こりと腰痛は人間（人類）共通の病気である。そして物書きである私にとっては職業病でもある。数年前、私は「筋膜《きんまく》注射」という言葉を知って、これを専門とする、ある医者にかかって治療を受けたことがある。

私は頸椎の5番と6番が悪いらしい

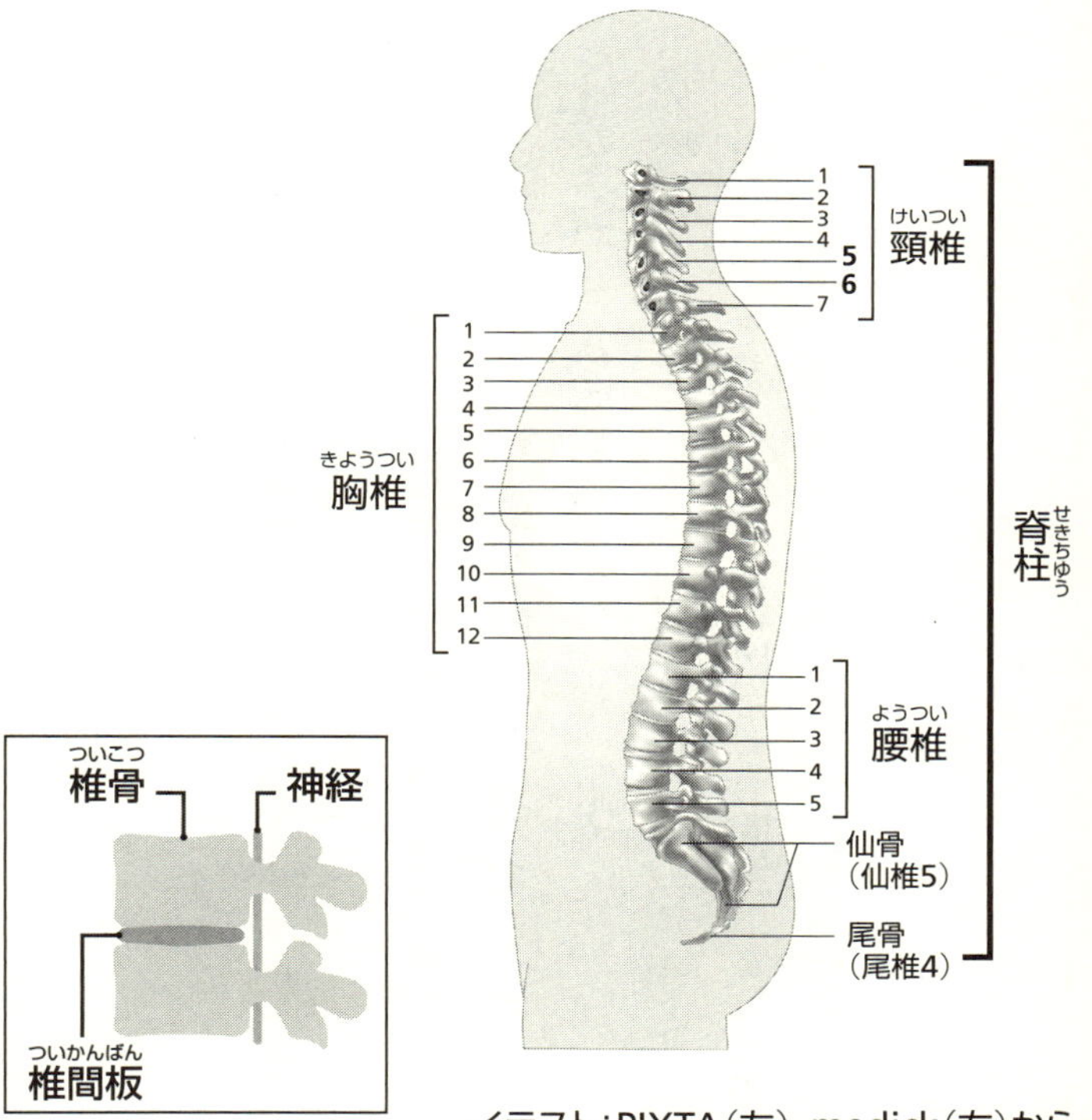

イラスト：PIXTA（左）、medick（右）から

背骨（脊柱《せきちゅう》）は33個の椎骨《ついこつ》からなる。肩と背中の筋肉と骨の間にある筋膜《きんまく》に、注射を打ってもらった。一時的に効いた。鍼灸師の治療と同じだ。「頸痛、腰痛は骨の病気ではなくて（筋）肉の病気だ」が近年、胎動《たいどう》して台頭している考えだ。

筋膜《きんまく》注射というのは「筋肉と骨の間の膜に打つ注射」である。痛みの「痛点」に、成分としてはあまり中身のないものをバシバシ打つ。この痛点というのは、おそらく指圧や鍼灸《しんきゅう》治療で言うところのツボと同じだろう。筋肉の凝《こ》りをゆるめて柔らかくする施術だ。

この筋膜注射をしてもらったときは、効き目があって、凝りの痛みが大きく減った。しかし実際には、鍼灸師たちがやっている治療とほとんど変わりはないのではないか。この体験談は次の3章で書く。

「筋肉と骨の間の膜にする注射」に近いものに「トリガー・ポイントブロック注射」がある。おそらく整形外科医たちの間で、この10年間ずっと「静かに」騒がれてきた。この「トリガー・ポイントブロック注射」にはどうも問題がある。日本でこの注射の技術を取り入れた医師たちは、今はそこから離れて、自分たちの治療法を「筋膜注射」と呼び始めたということのようだ。

ケネディ大統領の主治医だったジャネット・トラベル医師（左）。彼の持病の腰痛を治した

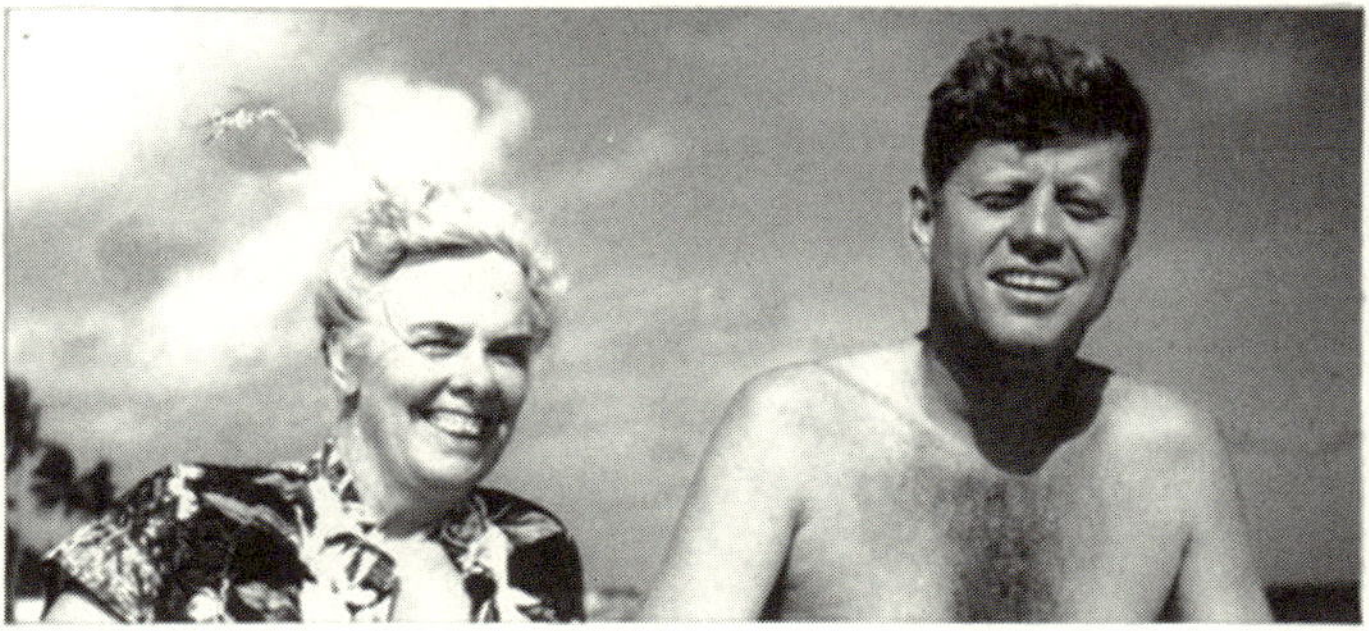

President-elect Kennedy
and Janet Travell, M.D.
November, 1960
by sea wall, Palm Beach

写真：https://www.janettravellmd.com/photos-medical-page/

ケネディ大統領の腰痛の原因を、「背中の筋肉の衰弱が引き起こした一種の慢性のけいれん」であると1950年代に彼女は診断した。そしてトリガー・ポイントブロック注射でこれを治療したという。

もともと「トリガー・ポイントブロック」という治療法は、アメリカで、ジョン・F・ケネディ大統領の主治医だった、ジャネット・トラベルという女性医師が、ケネディ大統領のひどい腰痛を治したことで知られるようになった。これについてもあとで説明する。

今、私は鍼灸師《しんきゅうし》のもとに月に2回ぐらい通っている。自分と気が合う鍼灸師だ。直径0・1㎜の日本人用の細い鍼《はり》ではなくて、0・2㎜の直径の、中国人が使っている太い鍼を打ってもらう。

鍼を打ってもらうとすごく調子が良くなる。が、これで病気が治るわけではないので、体調を整えるために行く。全身マッサージも、月に1度ぐらい行っていたが、それよりも鍼のほうがずっと効くことがわかった。私は鍼灸師が一番いいと今は思っている。

しかしカイロプラクティックにも行ってみようと思う。本当に腕のいい、「神の手」のような上手な信用のある治療師が、世の中には、あちこちにいる。私も評判を聞いて、行ってみようと思う。今の時代は、口コミでの評判が大切だ。テレビ、新聞がウソ（のような）報道ばかりするようになったので、口コミの噂が、人々の信用の連鎖を作っている。口コミ（友人からの情報の口伝《くちづた》え）をバカにしてはいけない。

鍼を打ったあとその鍼の上に微弱電流を通したり、艾《もぐさ》を置いてくれたりもする。お灸《きゅう》は肌に直接置くのではないが、やってもらう。そういう年になったということだ。60歳より前にはこんなものとは無関係に生きてきた。年を取ったんだなあと自分でも思う。

私は自分が「椎間板ヘルニア」と「脊柱管狭窄症」だと信じていた

この頸痛《けいつう》と腰痛については言っておかなければならないことがある。私は自分の腰痛と、首や肩の凝りをずっと持病だと勘違いしていた。8年ぐらい前に整形外科医にかかって、「脊柱管狭窄症《せきちゅうかんきょうさくしょう》」と、「椎間板《ついかんばん》ヘルニア」という症状、病名をそれぞれつけられた。

ところがそれから3年して前述した筋膜注射を受けた。このとき重大なことをこの医者から教えられた。腰痛は骨関節（即ち骨《ほね》）の異常ではなくて、筋肉の異常なのだ。ところが現在の整形医学会（界）では、骨の異常だ、とされている。どうもこれはおかしい。ここには大きな問題（医療スキャンダル）が横たわっている。

自分自身のこの実体験と、その後いろいろ調べてわかった。私は8年たってようやく言えるが、整形外科医が簡単に首や頸椎、腰の手術を患者に勧めるなど、とんでもないことだ。本当に危険な、やらなくてもいい手術をやっている医者たちというのは、ちょっと許し難い気がする。

鍼灸師はいい。柔道整復師には気をつける

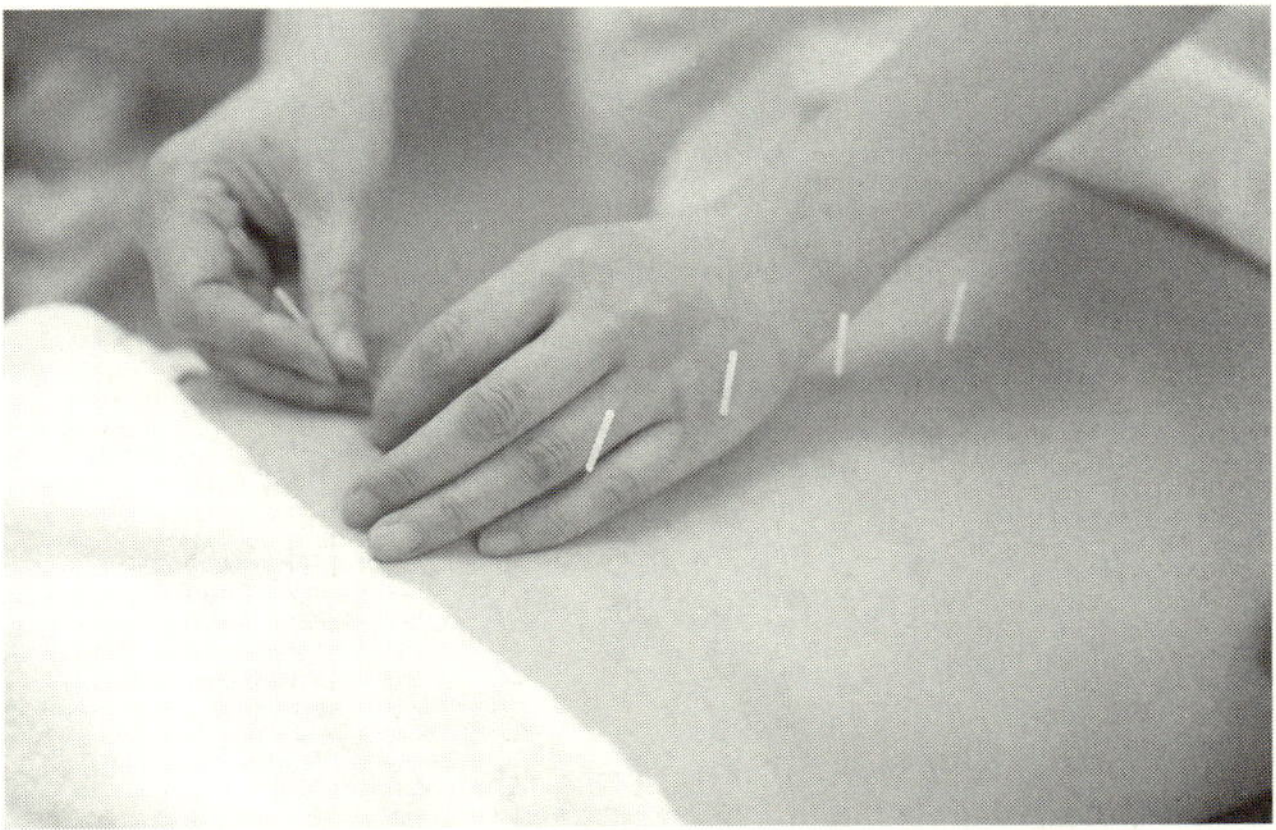

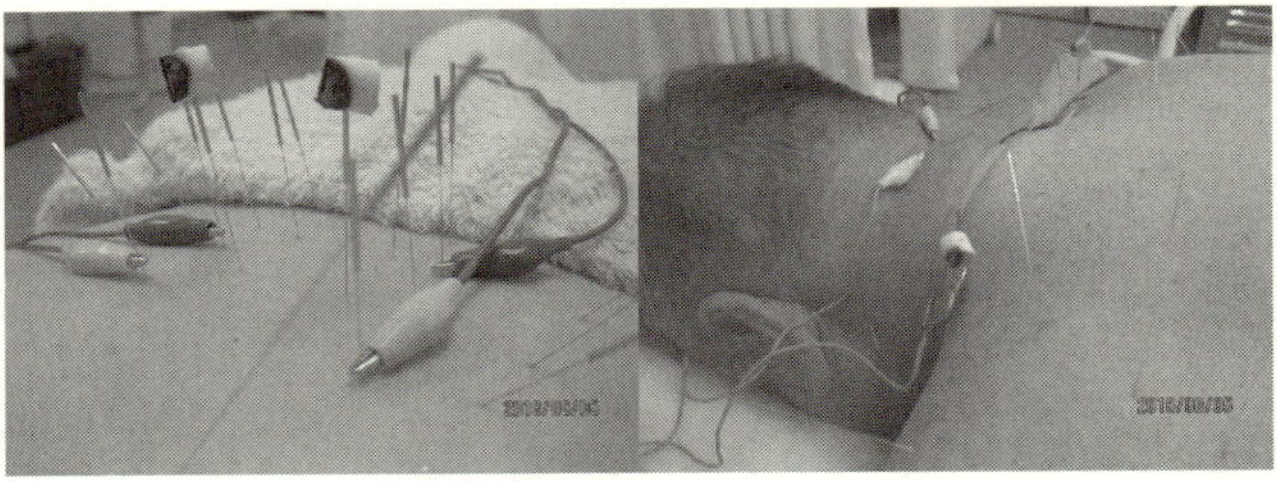

写真（上）：PIXTAから　写真（下）著者

鍼灸術《しんきゅうじゅつ》は、中国4000年の、人体を研究し尽くしたところから生まれた。近代西洋500年の医学では、どうにも治せない病気が増えてきたから、みんなが頼る。

「整形外科」という外科の一分野の医者たちがどうもひどい。やらなくていい余計な手術をたくさんやっているようだ。そういう整形外科医がたくさんいる。

整形外科医や看護師や、開業医たちから話を聞いた。そうすると、どうも医療犯罪と呼んでいいぐらい、大変な数の、やらなくてもいい腰や背中、首の手術が行われているようだ。私はこのことを本気で世の中全体に訴えたい。厚労省の中にいる医者の監督をしている医者（医系技官）たちも、このことに気づいているはずなのだ。それなのに上からフタをして隠している。深刻な被害者たちもたくさん出ているだろうに。

私も腰と首の手術を勧められた。が、用心してしなかった。ああよかった。私は魔の手から逃れたのだ。

医者に騙されて、この腰痛の手術をして、「椎間板ヘルニア」とか「脊柱管狭窄症」を治した、はずなのに、治らなかった、という人がたくさんいる。体調不良と痛みを今も訴えている。本当にひどい話だ。このことは今の私にとっては、かなり大きな関心事としてある。なんとか世の中に知らせなければ、と思う。あとでさらに書く。

「慢性気管支炎」なので私は熱海へ逃げ帰る

私の5つ目の老人病は、慢性気管支炎である。

私は小さい頃から喉《のど》が弱かった。気管支炎（喉の腫《は》れ）が幼児の頃からひどかった。私は幼児の時（4歳）に結核性肋膜炎《ろくまくえん》にかかっている。これは小児結核のことらしい。小学校の集団検診でレントゲンを撮ると肺に白く影が出た。再検査を受けさせられたが、これぐらいは大丈夫ということで、そのままの生活をした。結核に罹《かか》ったわけではないが、風邪をひいて、熱発するとひどく喉が腫れた。しかし調子がいい時は大したことはない。虚弱体質というほどではなかった。それでも微熱がいつもあった。だからいつも体がだるかった。

私は、いつごろか思い出せないが、かなり若い頃から、喉から血液中にバイ菌が入ったので、それで腎臓《じんぞう》に痛みが起きるのだと勝手に信じ込んだ。これは実感でそう思ったのだ。腎炎《じんえん》というほどではないけれども、腎臓が弱いほうで、腎臓が腫れると顔が白くなる。

私は空気の悪い都会では本当に生きるのがつらかった。70年代、80年代、90年代の、東京の車の排気ガスはひどくて、「光《こう》化学スモッグ」が騒がれた頃だ。今の中国と同じだったのだ。それを日本人はすっかり忘れてしまっている。

私は石原慎太郎はずっと嫌いだったが、私が石原都知事が偉かったなあと思うことが1つだけある。それは彼が自動車の排ガス規制を徹底的にやって、東京の空気をきれいにしてくれたことだ。

ペットボトルに入った煤《すす》（主にディーゼルの排出物。ディーゼル粒子）を見せ

気管支炎は、下気道《かきどう》に細菌や風邪ウイルスが侵入すると、なる

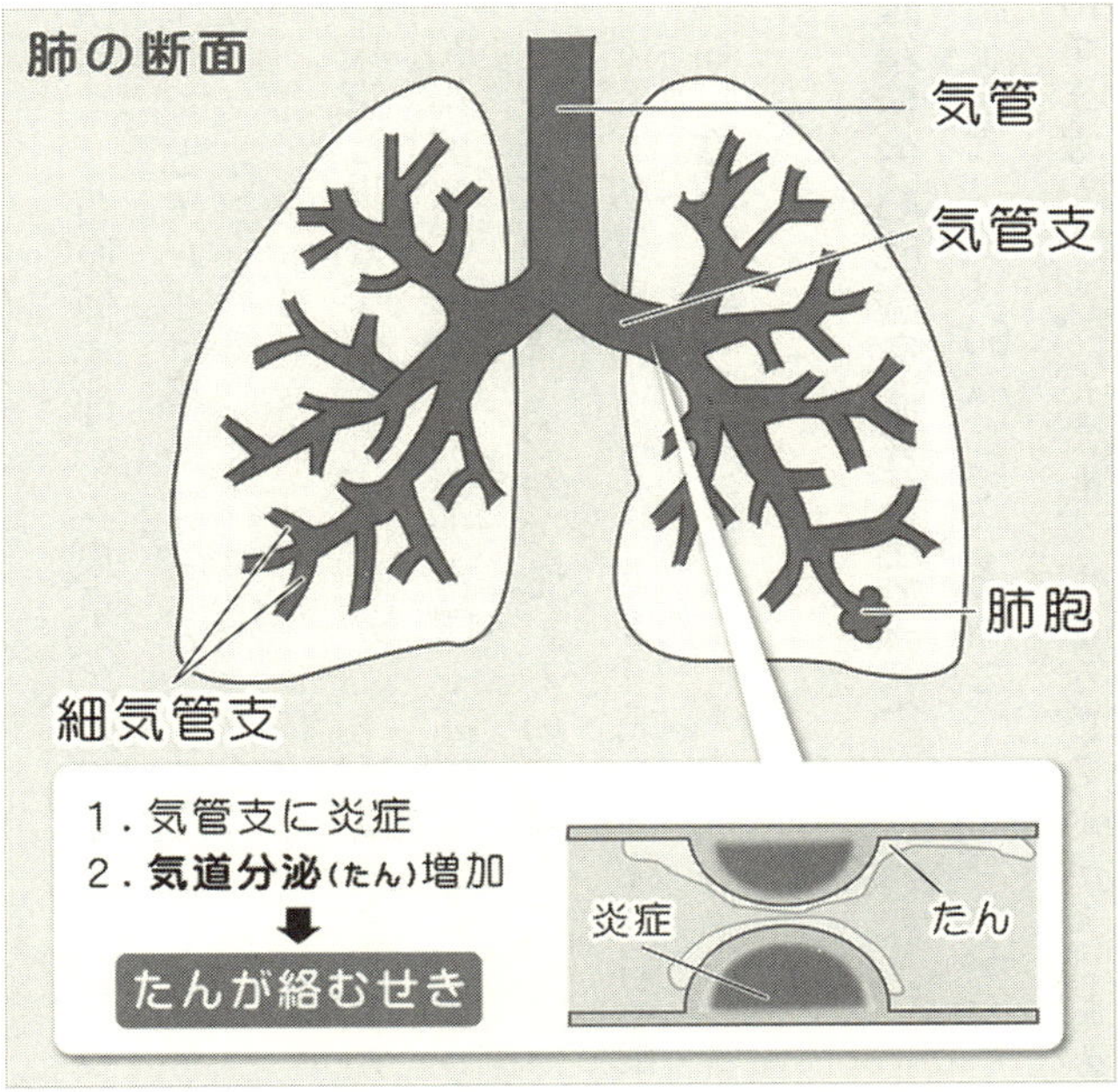

イラスト：medickから

私は、都心に3〜4日いるだけで、喉や鼻の奥がただれる感じになる。自分勝手な鼻洗浄をする。重症にならないうちに熱海に帰って、鼻腔を水で洗う。

てそれを振って、石原慎太郎が「東京の空気はこれのために、こんなに汚れているんですよ」とテレビでやった(1999年)ことを、今も鮮明に覚えている。

その後の東京は世界中の大都市のなかでも、かなり空気がきれいなのではないかと思う。30年前は、東京近郊の大宮駅や高尾駅から、東京の方を見ると、真っ黒い大きな笠《かさ》が東京の上空にかかっているのが見えた。

それで今でも、私は東京の都心に3〜4日いると、耳や喉、鼻の奥が少しただれる。だから、急いで熱海の家に帰る。

頭痛と眼精疲労も60歳を過ぎて出てきた

頭痛の話をする。私は60歳まで、まったく頭痛がなかった。だから頭痛というものを理解できなかった。ただし、お酒を飲み過ぎて頭痛がしたことはよくあった。その他に車の運転をして排気ガスを吸い過ぎたら頭痛がした。しかし寝れば治ると分かっていた。だから市販の頭痛の薬（頭痛止め、鎮痛剤）を飲んでいる人の気持ちがまったく分からなかった。

ところが60歳を過ぎたあたりから、私も頭痛に見舞われるようになった。頭痛というのは、実に嫌なもので何時間か続く。

私の頭痛は主に首からきているようで、頸椎《けいつい》の第5番目、6番目に脊柱管《せきちゆうかん》狭窄症《きようさくしよう》があることが原因なのだという。この脊柱管狭窄症なるものはMRI《エムアールアイ》の画像診断から判断される。しかし、これが本当に頭痛の原因なのか、私は今では深く疑っている。

私の場合、職業として頭をひどく酷使《こくし》し、脳がすり切れるまで考えることがよくある。運動選手や大工さんが、肉体を極限まで酷使して筋肉を痛めるとかいうのと同じだろう。だから私の場合は脳を使い過ぎるので「脳が痛い」ということが本当にある。そこから来る頭痛でもあるようだ。年齢とともに眼精疲労《がんせいひろう》もひどくなっているから、目から来る頭痛でもあるのだろう。

第3章

「腰痛と首、肩の痛みは治るようである」論

腰、首、肩の痛みへの私の対処法

私は腰痛と首、肩の痛み（頸痛《けいつう》）で苦しんでいる人たちに向けてこの章を書きます。

前の章からの続きでこの腰痛と頸痛《けいつう》の問題は、私自身を含めて、この症状を持つ人たちにとって重要だ。日本の多くの同病の人たちに、「腰痛、頸痛への対策を医者任《まか》せにしないで、本気で考えましょう」と訴え、本気で腰痛と頸痛で苦しんでいる人たちと一緒に考えたい。

私は言論人としてこれまで多くの闘いをやってきた。このことは私の本の読者の皆さんなら分かって下さるだろう。だから真剣に読んでほしい。

10年ぐらい前から、首と腰に凝りがあった私は、当時から「肩や腰に、皮膚の上から太い注射器でブスリと注射を打ってもらいたいよ。どうして医者たちはそういうことをしてくれないのかなあ」とブツブツ言っていた。

そしたらなんと、まさしくその筋肉注射をやってくれる医者がいたのである。私が「凝りがひどい」と言った部分、全身の30カ所ぐらいに、その医師はどんどん打ってくれた。

すると非常に気持ちがよかった。普通の注射針よりも細い注射針を、深さ2センチぐらいのところにブスッと打ち込んでくれた。針が細いからまったく痛くなく、「気持ちがよかった」と言うしかない。

見た目はごく普通の注射器だが、注射針は、例の血液を採《と》るものよりもずっと細い。痛み止めの注射を患部のすぐそばに打ってから、なんという薬剤か知らないが、液体を流し込むと、ふわっとした妙な快感が患部に広がる。静脈注射をしたときと一緒である。これで疲労がとれると私は思った。

この注射をしてくれた医師と鍼灸師たちが実行している治療法は、おそらく同じものであり、正しいと私は判断した。

腰痛の定番の診断名「椎間板《ついかんばん》ヘルニア」「脊柱管《せきちゅうかん》狭窄症《きょうさくしょう》」

おそらく多くの人が、この二つの病名で診断されているはずである。私も、8年前に診断を受けた脊椎専門の医者（名医という評判だった）に「脊柱管狭窄だ」と言われた。今はこの「名医」に私は怒っている。

人間の背骨《せぼね》（脊柱《せきちゅう》とも言う）は、椎骨《ついこつ》がたくさん縦《たて》に連なってできている（図1）。そして、縦に並んだ椎骨の中に、脊髄《せきずい》という神経が通っている（図2）。

椎間板《ついかんばん》というのは、「椎骨と椎骨の間にある板」という意味で、骨と骨の間になってクッション機能を持つ緩衝材《かんしょうざい》のような円盤状の軟骨である。

だから、椎間板ヘルニアは、その椎間板が脊柱《せきちゅう》からはみ出してヘルニア（hernia ラテン語。体内の臓器や組織の一部が、本来あるべき部位から異常な

背骨（脊柱）の中を神経が通っている

【図1】

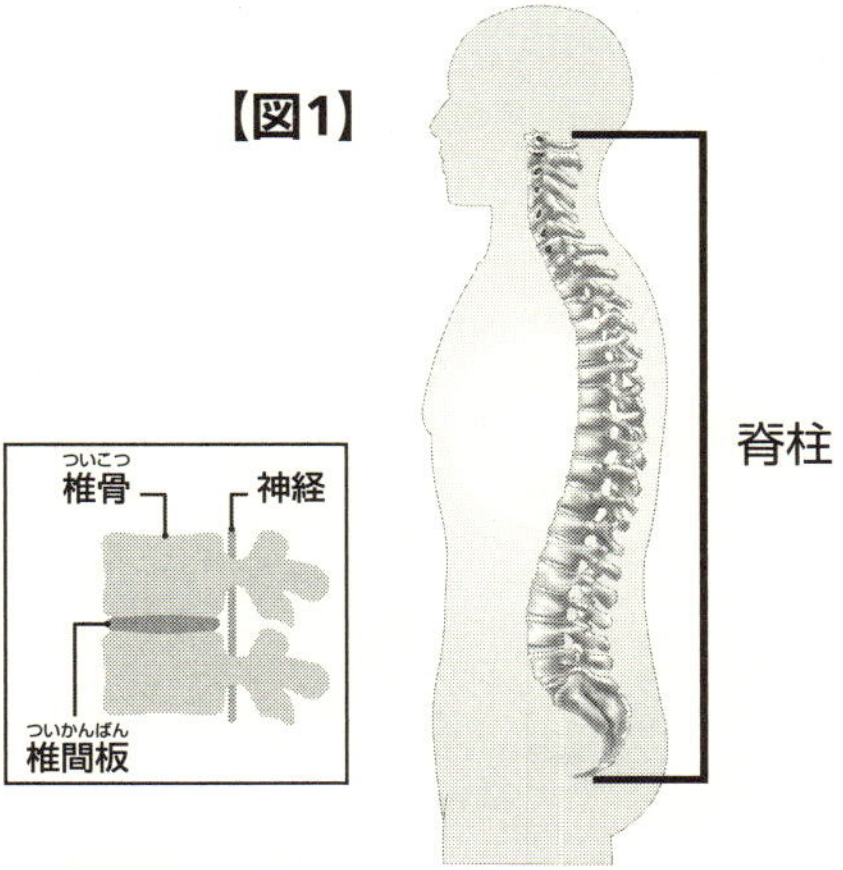

【図2】脊椎神経の構造

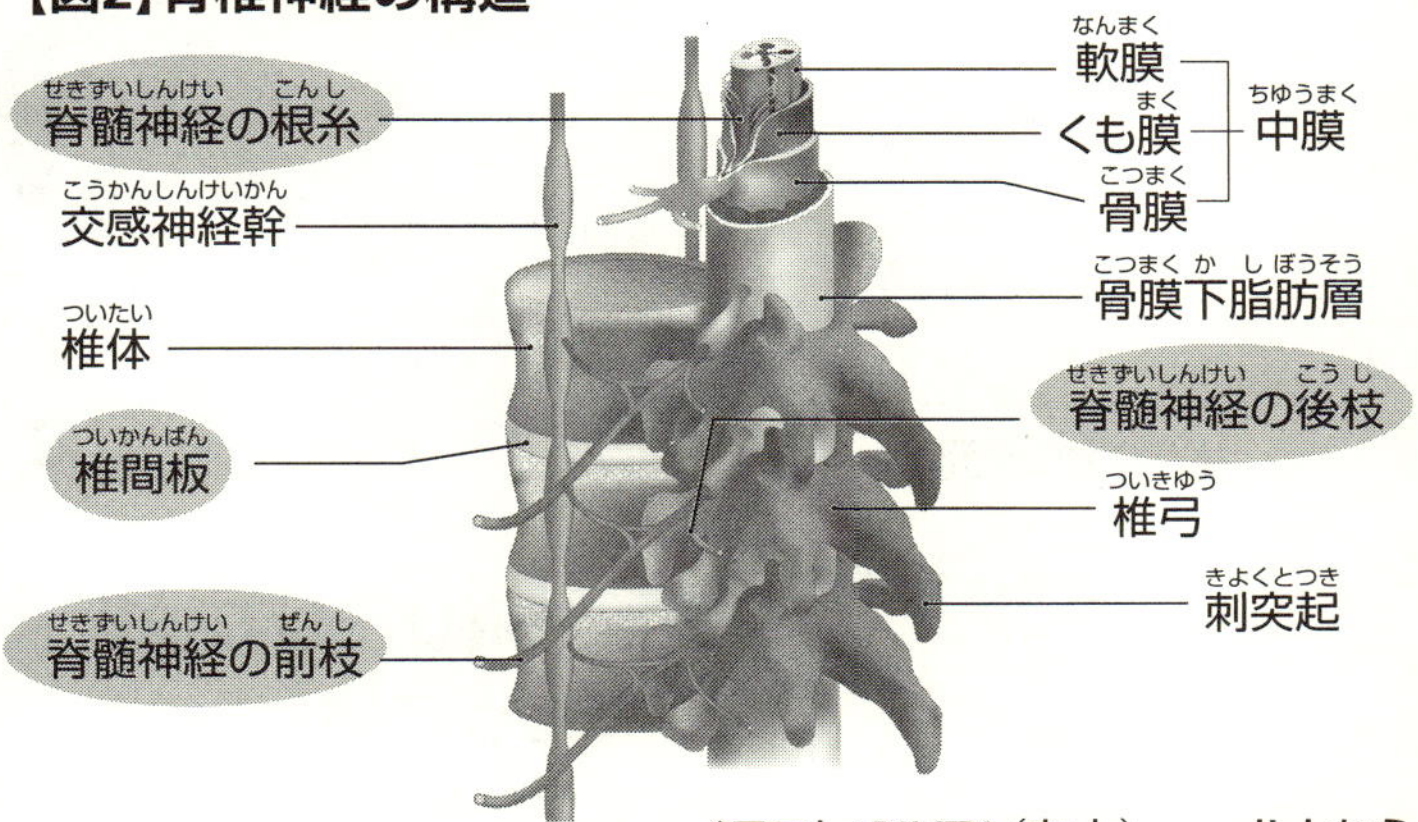

イラスト：PIXTA（左上）、medickから

椎間板は骨と骨の間の緩衝材のような役割を果たす。

ヘルニアも脊柱管狭窄症も、はみ出た軟骨や髄核が悪さをすることは事実だろう

【図3】
横から見た図

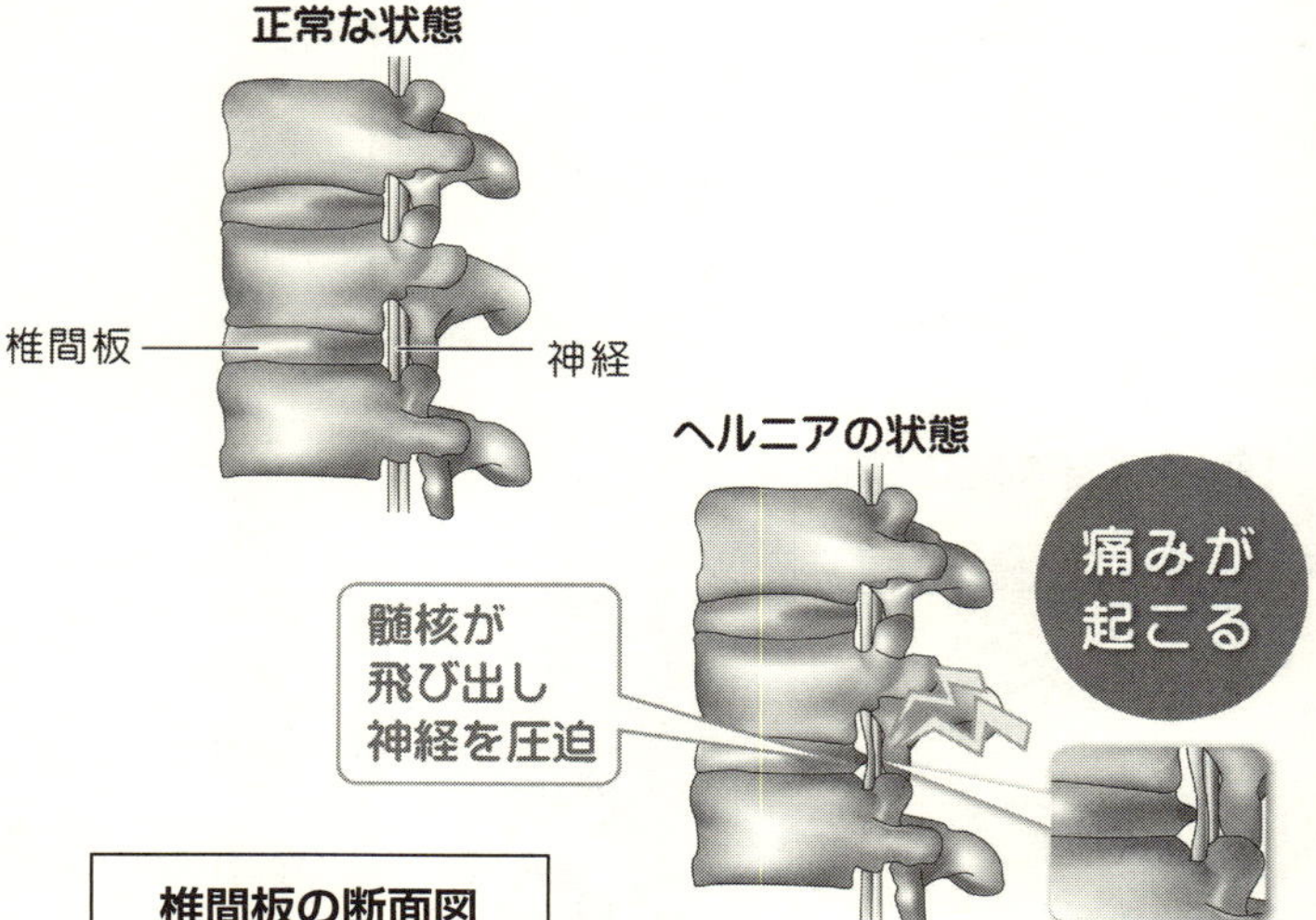

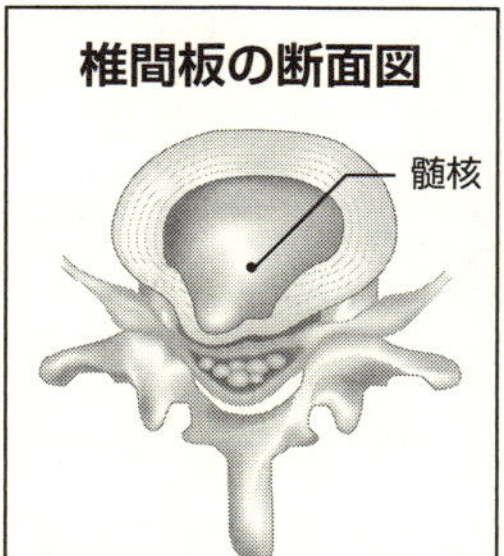

髄核が飛び出して神経に当たって痛い。これも事実だろう。

イラスト：medickから

位置に逸脱した状態）となってしまったものである。

髄核《ずいかく》が、その後ろ側にある脊髄（＝背骨の神経）に当たる、で痛みが出る症状であると、私は素人だが考えている（図3）。他の多くの人もそう考えているだろう。これ以上の難しいことはまったくわからない。

脊柱管狭窄症の方も、簡単に言えば、周りの骨からはみ出てきた軟骨と髄核が、年をとって経年《けいねん》劣化によって、はみ出してヘルニアとなり、これが神経を圧迫して腰が痛み、ひどい場合は激痛になるのだと思う。

私は医者ではないので、言葉遣いは不正確だが、「椎間板ヘルニア」とか「脊柱管狭窄症」と呼ばれるものは、ほぼこういうことだ。

腰痛治療でボルトを入れられてしまった中年女性の話

ここに腰にボルトを入れられてしまった、ある中年女性（まだ40代）のレントトゲン写真を載せる。本人の許可をもらっている。なんと無惨な映像だろう。

整形外科医が、「私はこういう手術をした」と威張って渡してくれたのだそうだ。けれども、この女性は、ボルトの埋まったあたりが今も痛くて、歩くのも寝るのも大変で体調不良で、と泣きそうにしておられた。手術代は100万円かかった。ほとんど健康保険がカヴァーしたそうだ。

この腰痛、頸痛問題をみんなもっと真剣に考えなければいけない。傍観や冷やかしはナシだ。なぜなら私たちの多くが、腰椎《つい》痛持ち、頸椎《つい》痛持ちだからだ。

私は、精神病や癌や、感染症（伝染病）などの分野の医学や病気については、専門の医者を尊敬する。医者でない素人が、あれこれ言っても、鎧袖一触《がいしゅういっしょく》（相手をたやすく打ち負かすことのたとえ）にされると分かっている。しかし、腰痛、頸痛については、患者としての自分のこととして医師と対等に渡り合えると考えている。

腰にボルトを入れられる手術をした女性のレントゲン写真

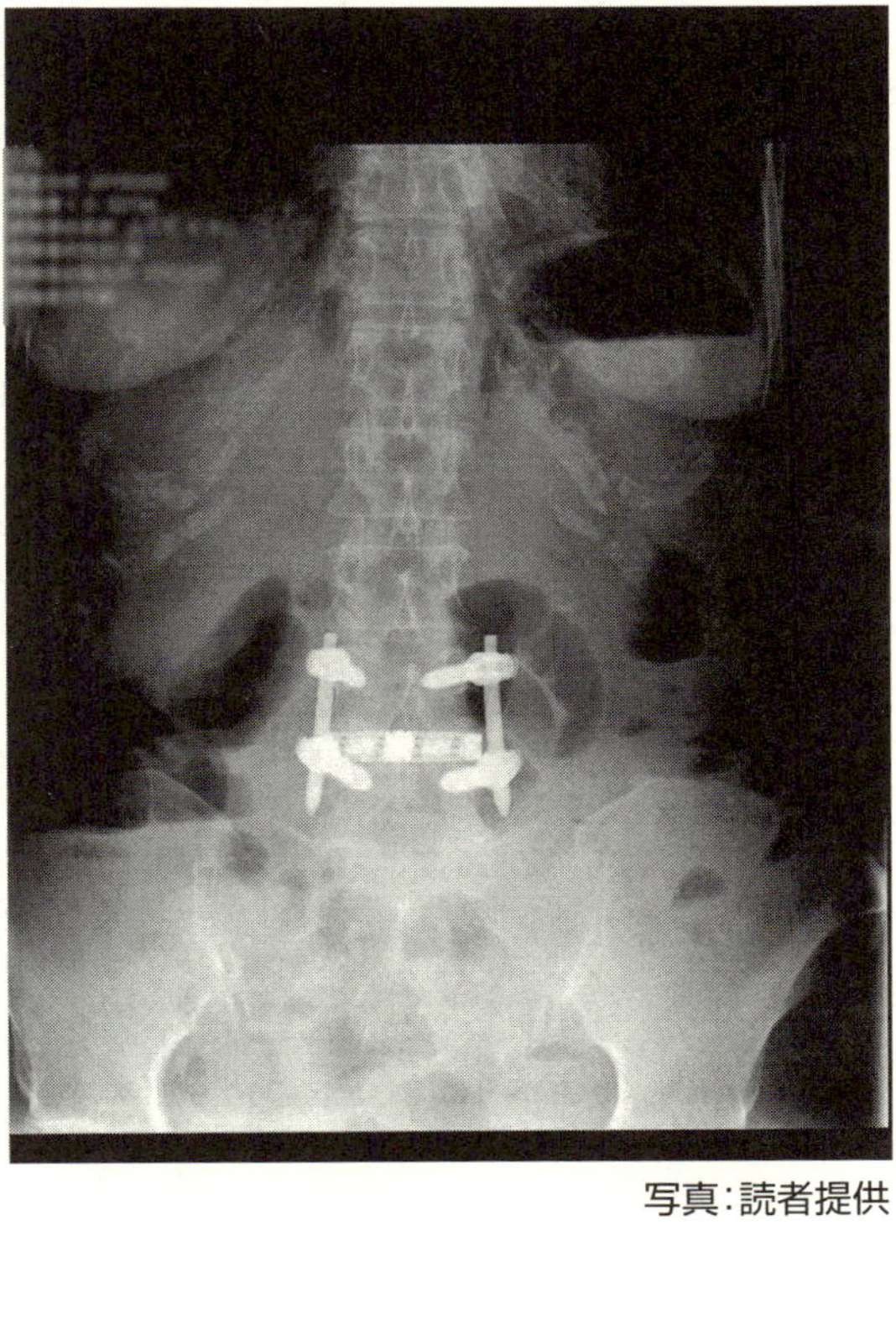

写真：読者提供

がっちり固定されている。手術代は100万円かかったそうだ。患部の痛みは今も消えていない。

そう考えた時、このボルトという異物を体内にはめ込む手術は、本当にやっていいものなのか。この患者さんと同じように、整形外科の医者が行った手術の結果のレントゲン写真を見せられて、かつ記念に、あるいは証拠として与えられた人は他にもいるだろう。手術のおかげで腰痛が完治したという人もいるだろう。だが、手術のあとも背中や腰が痛いままの人たちがいる。治癒《ちゆ》とはほど遠く泣いて暮らしている人はたくさんいる。

腰痛は本当に、背骨からくる神経の痛みなのか?

これまでに椎間板ヘルニアの切除手術は、全国でものすごい数の人たちに行われてきたらしい。ヘルニアという飛び出した軟骨の部分を削り取って切除する手術だ。

私に筋膜注射をしてくれた医師によれば、「その手術自体が大きな間違いだ。

手術がさらに体を痛めつける結果になることが多い」そうだ。彼はもともと麻酔学が専門の医者で、私に、「整形外科の医者はすぐに切ろうとするんだよね」と気さくな言葉を使って話してくれた。

私は大変驚いた。

椎間板ヘルニアの手術は、手術のあとも痛みが再発する人が多いという。椎間板ヘルニアや脊柱管狭窄症と診断されて、手術を受けた人たちの中に、手術によってさらに症状が悪くなっている人たちが大勢いるのである。手術をしてもヘルニアの症状が再発し悪化するとは。いったい何のための手術なのか。それは、やはりどう考えてもおかしい。なんと、この手術をしてもよくならないことを指して「再発性」などと当の整形外科医たちが呼んでいるそうな。

この筋膜注射をしてくれた医師から、本当のことを教わるまで、私自身が、完全に騙《だま》されていた。私は自分が脊柱管狭窄症の患者なのだと思い込み信じていた。

文科系の知識、言論人として、たくさんの問題作（？）の本を書いてきた私だけは、「簡単には世の中のウソには騙《だま》されないぞ」と、注意深く生きてきた。ところがこの私でもコロリと騙されていた。

首から両腕にかけてしびれが起きるのも、肩が凝るのも、それから腰の痛みも坐骨神経痛も、すべてヘルニアのせいだと思い込まされていた。だが、今回の経験で、これが全部ウソであることがわかった。

どうやら腰痛も頸痛も、手足のしびれも、決して背骨の問題から来る痛みではない。手足のしびれや、お尻から太腿《ふともも》にかけての、いわゆる「坐骨神経痛《ざこつしんけいつう》」とこれまで世間で言われている痛みも、これは決して骨（脊柱と椎間板）からくる神経の病気ではない。骨から起きる痛みではないのだ。

どうやら、筋肉の中の血管が圧迫されて痛みが出るのである。だから、腰痛とは、文字通り「腰の筋肉の痛み」であり、だから「筋痛症《きんつうしょう》」と呼ぶべきであって、

腰痛や頚痛、手足のしびれは、骨の病気ではない。筋肉の中の血管が圧迫されて痛むのだ

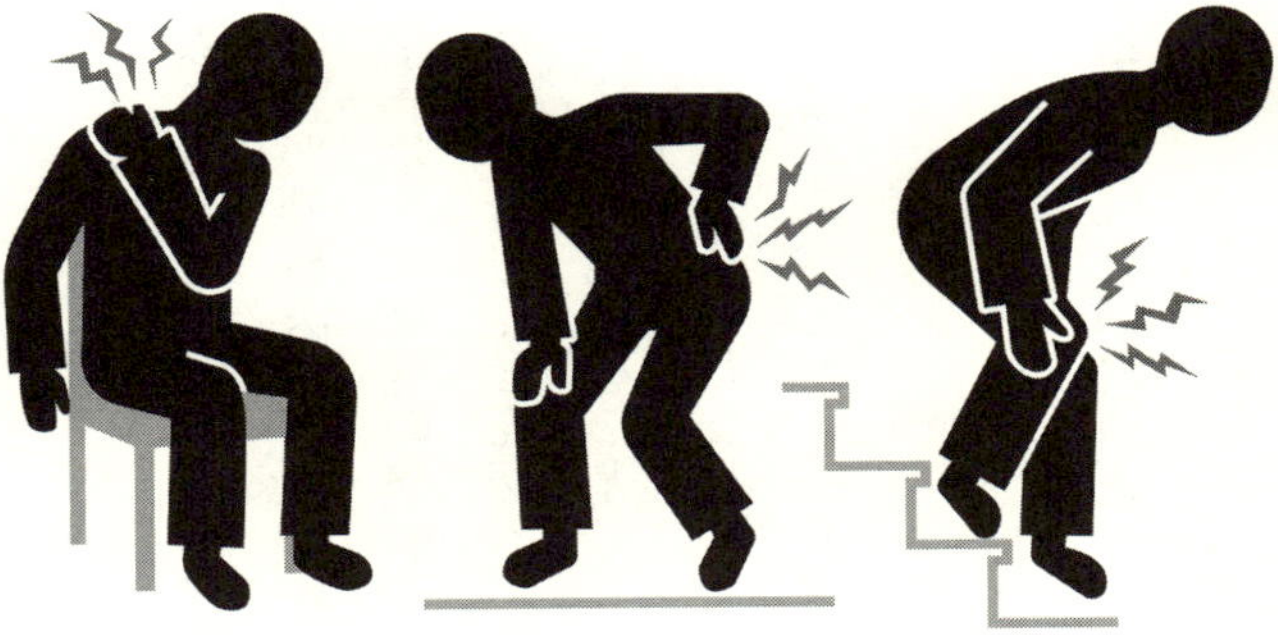

イラスト：PIXTAから

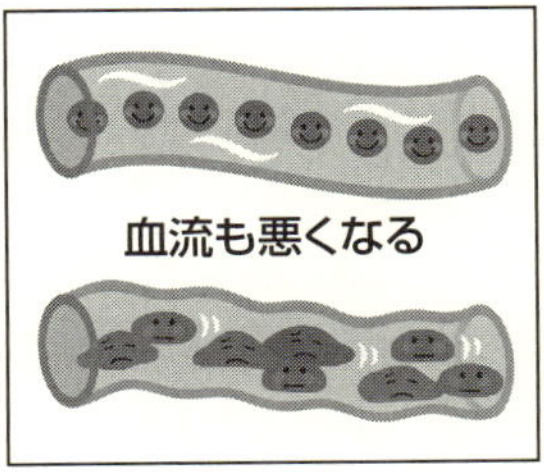

血管が圧迫されるから痛いのだ。腰痛は「腰の筋肉の痛み」であるから、「筋痛症《きんつうしょう》」と呼んだほうがいい。

医者たちは、この血流を認めない。だが、結局、「血の流れ（めぐり）がよくない」とか医者たちでも使っている。

骨の病気ではない。

筋肉の痛みである腰痛《ようつう》を、「骨格の異常である」と言い続けたのが、この50年、100年間の整形外科医たちである。

今でも大学病院や大病院の整形外科医ほど、たくさん椎間板ヘルニアの手術をしている。今の今もどんどん切っている。先ほどのレントゲン写真の女性の通りである。これは大変危険なことだ。おそらくこれは医療犯罪と呼んでもいい、大変なスキャンダルだと私は気づいた。全国の真面目な町医者たちが、どうもこのことに気づいている。しかし彼らはぶつぶつ言うだけで、学界に向かって大きな声をあげることをしない。きっと押しつぶされるのだろう。

筋肉のことを学ばない外科医

このことは、どうも、近年MRI（エム・アール・アイ　核磁気共鳴画像法《かくじききょうめいがぞうほう》、

Magnetic《マグネティック》 Resonance《レゾナンス》 Imaging《イメージング》）という医療機器の発達と普及と大きく関係している。

昔のレントゲンと違って、今ではみんな、もう何でもかんでも、ＭＲＩという画像診断を受けるようになった。この他に、何かあるとすぐに、医者たちはＸ線ＣＴ（シーティー）という先進医療機器での画像を撮らせる。どちらも1台が2億円から3億円する高価な医療機器らしい。

ＭＲＩとＣＴスキャンの違いについてとか、私は詳しくは何も知らないので書かない。私自身がこれらの機器による診断を、これまでに10回ぐらい受けている。

今の医者たちは、こういう画像診断に写る骨ばかり見ている。昔は、肉（筋肉）は写らなかった。最近は肉も写るようだ。だが多くの医者たちは、腰や首の痛みが、骨とつながっている筋肉の方の問題だということを理解しない。筋肉のことを勉強していないから、すぐに椎間板ヘルニアとか、脊柱管狭窄症という診断を出す。筋肉の異常はＭＲＩの画像には表れない。筋肉のことを無視してきたのだ。

医者たちは、どうも骨のことばかりを言い過ぎた。あるいは骨の中を走っている脊髄＝神経のことばかりを言ってきた。そしてこの30年ぐらいの間に、整形外科医たちは、余計な、やってはいけない危ない手術をたくさんやってきた。

スポーツ選手に、何回もヘルニアの手術を受けた人たちがいる。杉良太郎という俳優も手術を3回したが、「その後、思わしくない」と言っている。

外科手術とは1回で終わるのが基本だ。治らないからまた同じ所を切る、というのはおかしい。それを「再発性」などと医者たち自身が言うのは問題だ。本当に問題だ。

私も6年前に、その名医から「そのうち、（もっと悪くなったら）私が手術をしてあげるよ」と言われた。しかし彼はそれ以上は何も言わなかった。何かひっかかる感じの、寡黙《かもく》な態度だった。

どうも、ほとんどの腰や背骨の痛みの病気は、筋肉の痛みのようだ。筋肉が受ける刺激とか、筋肉が固まっている、とかいろいろな言い方があるのだろうけど、そういうものであって、決して骨の異常ではない。

ケネディ大統領の腰痛を治した治療法

2章で少し触れた「トリガー・ポイントブロック」という治療法は、1983年（今から34年前）に、アメリカで「MPS（エム・ピー・エス　Myofascial《ミオフエイシャル》 Pain《ペイン》 Syndrom《シンドローム》）　筋膜性疼痛症候群《きんまくせいとうつうしょうこうぐん》」という病名を提起したジャネット・トラベルという女性医師と、デイヴィッド・サイモンズという2人の医師によって始まった。アメリカで刊行された『筋膜痛と機能障害』*Myofascial Pain and Dysfunction* という医学書で発表された。

2章で紹介したとおり、ジャネット・トラベル医師は、あのジョン・F・ケネディ（ケネディ大統領）の主治医だった女性である。ケネディ大統領は大変きつい腰痛持ちで、手術でも症状がよくならなかったと言われていた。

ところがその後、このトラベル医師の診断とトリガー・ポイントブロック注射の治療を受けて、症状が改善して元気になったそうである。

この話には私もびっくりした。トラベル医師は、ケネディ大統領の痛みの原因は、脊椎《せきつい》もしくは椎間板《ついかんばん》にあるのではなくて、以前からの、すなわち彼が軍隊にいたときに始まった、「背中の筋肉の衰弱が引き起こした一種の慢性のけいれん」であると診断した。

そしてトリガー・ポイントブロック注射をしたら、ケネディ大統領の腰痛はみるみる治った。だがそれから数年後の1963年11月22日にケネディは暗殺された。ケネディがこの治療を受けたのは1950年代の終わりごろである。

ジャネット・トラベル医師らが、筋膜《きんまく》痛《つう》について書いた翻訳本と原書

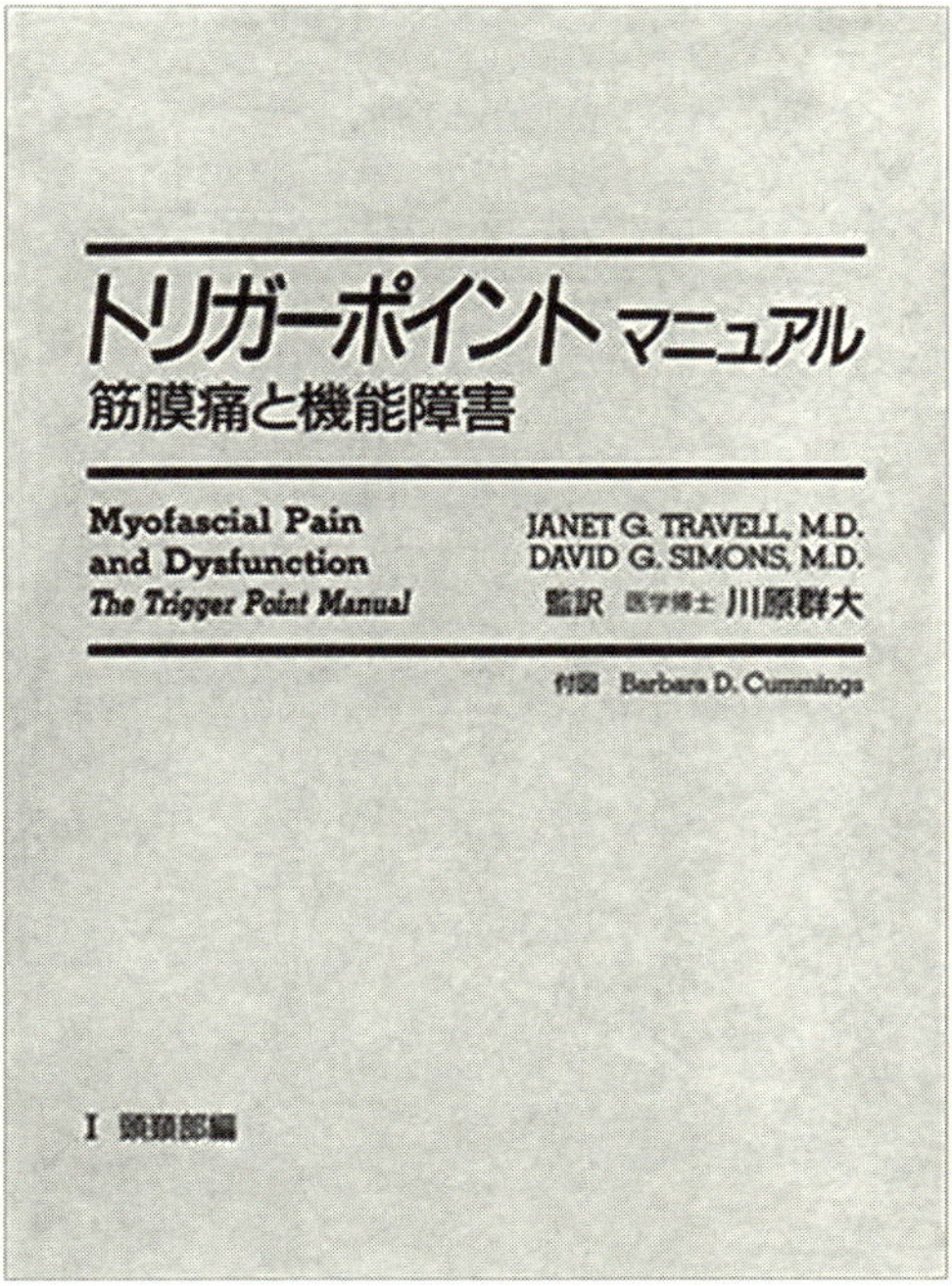

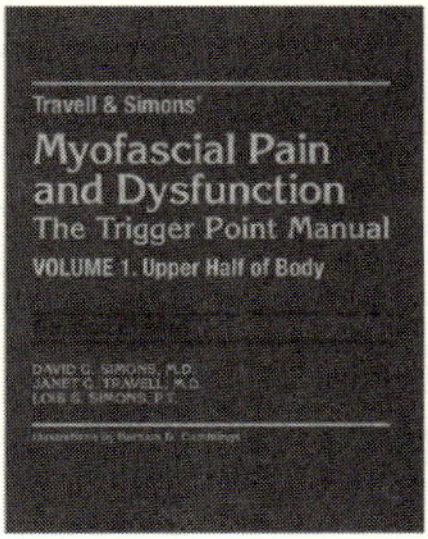

日本では川原群大《かわはらぐんだい》という医学者による翻訳で出版されている『トリガーポイントマニュアル』（エンタプライズ、1992年刊）。右は原書。

それから二十数年ほどたった1983年に、このジャネット・トラベルとデイヴィッド・サイモンズ医師の本がアメリカで出版された。腰痛は骨の病気ではなくて筋肉の病気だとここではっきり言っている。

痛みの原因となる「トリガー（trigger 引き金）・ポイント」は、体のいろいろな所に存在する。それぞれ人に応じて凝りや痛みの症状が出る（左図）。私の頸痛と頭痛は、首の周りにある、③の胸鎖乳突筋《きょうさにゅうとつきん》の酷使によるものだ、と鍼灸師が教えてくれて分かった。

トリガー・ポイントブロック治療では、そのトリガー・ポイントに筋肉注射をぶすりと打ち込む。私に筋膜注射をしてくれた医師によれば、注射の中身（液体の内容）はほとんど生理食塩水に近いもので、薬剤をわずかに入れているだけだということだ。最近は、トリガー・ポイントと言わずに、筋膜注射と言うようになった。

トリガーポイント（×印）と痛みの出る部位

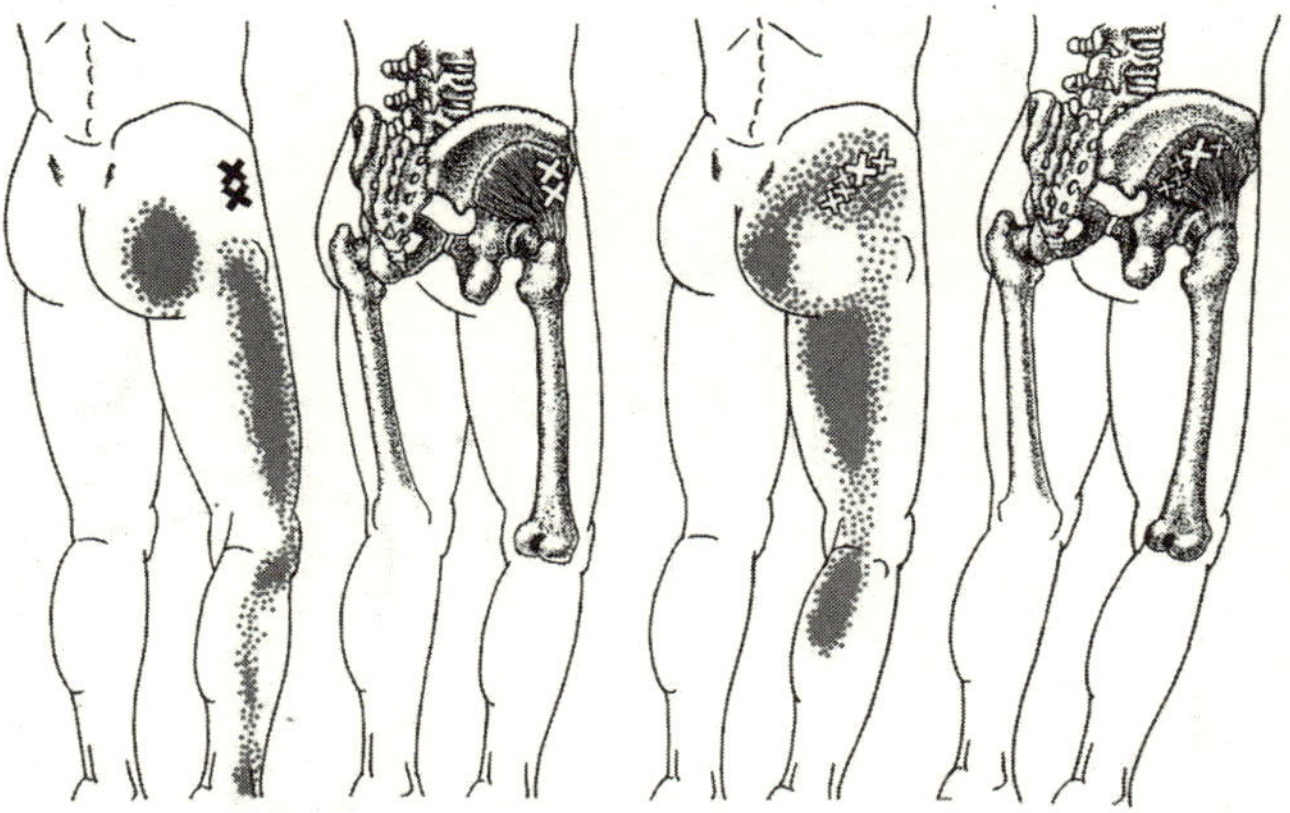

前方部分　　後方部分

① 小殿筋《しょうでんきん》

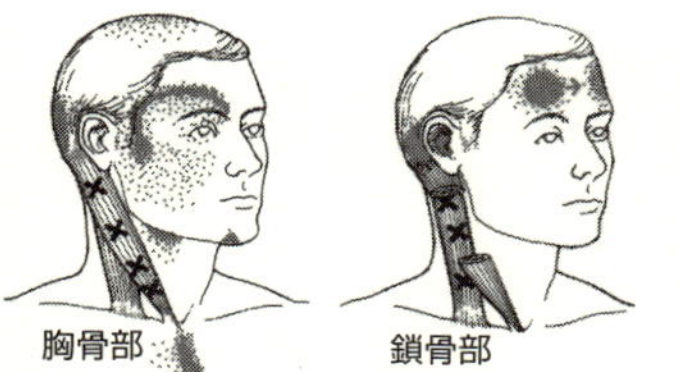

③ 胸鎖乳突筋《きょうさにゅうとつきん》

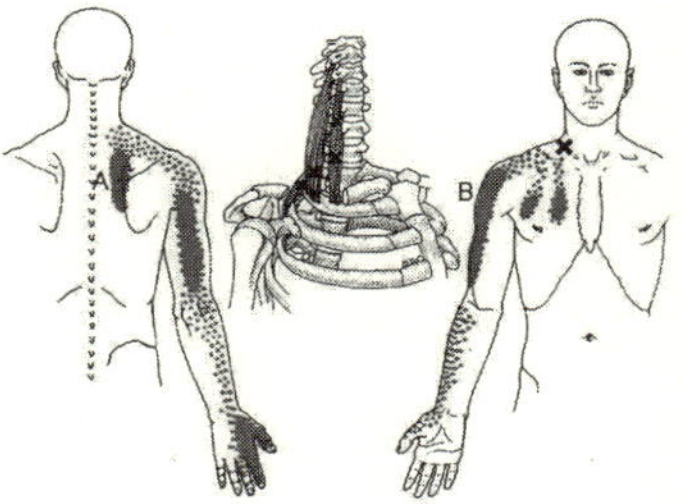

② 斜角筋《しゃかくきん》

出典：『トリガーポイントマニュアル　筋膜痛と機能障害』

図の中の細かい点の部分が凝りや痛みの症状が出るところだそうだ。

ペインクリニックの「神経ブロック注射」には注意

皆さんも一度、筋膜注射を試してみる価値はあると私は思う。本章の最後に、注意すべきことを書いておく。

「ペインクリニック」というのがこの10年ぐらい、全国で流行《はや》っている。この看板をかかげている医者もいる。ここでも「ブロック注射」というのをやってくれるらしい。が、これはどうも筋肉へのブロック注射ではなくて「神経ブロック注射」らしい。**神経に直接注射するらしいので、注意が必要だ。これは危ない。ブロック注射ならなんでもいいというものではない。**

やはり「筋肉を包んでいる膜が硬くなっているので、そこに注射する」をしてくれる医者たちがいい、と私はあえてここで書いておく。

その筋膜注射をしてくれた医師に、私が非常に好感を持ったのは、彼が鍼灸師たちを嫌がらないことだ。この他にも整体師やカイロプラクティック、柔道整復師（最近は注意が必要。144ページ参照）、もっと大きく言えばマッサージ師たち民間医療の人たちを嫌がらないことだ。

「鍼灸師の皆さんと一緒に治療の研究をしているんですよ」と彼は言った。近代医学の医師たちが反省して、鍼灸師や整体師たちと自分たちがやっていることは実際にはそんなに変わらないんだと、正直に民間療法に近寄ってきている。

私はそういう正直で真面目な医者たちがきっと出現しているはずだと思っていた。医者たち自身が、最近は「マッサージに行きなさい」という言い方をするようになった。医者たち自身がマッサージに行っている。近代医学でも治せないものは治せないのだ。

私がこれまで付き合った医者たちは、民間療法とか代替医療とか呼んで、なんとなく見下している。自分たちは難しい大学の医学部を出て国家試験に受かっていると威張っている。自分たちは科学者（サイエンティスト）だ、迷信は信じない、と尊大《そんだい》である。

医者たちは自分たちが近代（現代）医療の専門家だからと言って、あまり偉そうなことを言うべきでない。人類（人間）はここまで来てしまって、近代医学のいろいろな不都合がバレている。ここに来てようやく正直者の医者たちが、患者と向き合うようになった。喜ぶべきことだ。これが私の結論である。

第4章 痛みをとるのがいい医者だ

患部の痛みとは何なのか

私は、5つの老人病、即ち、1.「痛風」、2.「前立腺肥大症」、3.「高血圧（からの頭痛)」、4.「慢性気管支炎」、5.「腰痛、頸痛」の5つの老人病を抱えて、それがまとめて噴出した2016年の初めに、痛みで苦しい日々を送った。それで、「老人になったらみんな痛いんだ」ということに気づいた。50代までは他の人たちと同じく、このことに気づかなかった。

私は「体の痛み」の他に、「脳《のう》の痛み」という問題について考えた。その前に「痛み」という簡単な問い（自問《じもん》）がある。たとえばケガをして、患部が痛い時、傷口そのものが痛むのか、それとも頭（脳）が痛みを感じて脳自身が痛むのか、どっちですか？　という馬鹿みたいな疑問である。「傷口と脳の両方だよ」という答えもあるだろう。今もって分からない。

いわゆる鎮痛剤というのは、傷口や疾患部分の神経と、それが神経を伝わってやってくる脳との間を遮断して麻痺《まひ》させて、麻薬（のようなもの）の効果で、脳が痛みを感じることをなくする薬だと思う。

このように鎮痛剤で緩和される痛みがある。私は痛風のためにびっこを引いて歩く時の痛みが、昨年、一番、応《こた》えた。処方されている3種類の薬のうち、たまたま「インテバン」という抗炎症作用のある薬を飲んだら、それが効いた。しかしこれから先ずっと効くとは限らない。ハッと気づいたが、このインテバン自体が、まさしく鎮痛剤なのだ。患部（足の踵《かかと》）からの信号を切断《ブロック》して、脳が痛まないようにしているだけだ。

痛みには「なんとかなる痛み」と「腐った痛み」がある

私は痛みなるものについてさらに考えた。自分の体験を通して、痛みには「良い痛み」と「悪い痛み」があると分かった。言い換えると、「そのうち治ってしまう痛み」と「腐った痛み」の2種類である。良い（良性の）痛みとは運動をした時の筋肉などの痛みで、これは健康な痛みだ。

それに対して、「悪性の痛み」は、肉や骨が腐っている感じの痛みで、まさしく病気の痛みだ。歯痛《しつう》もこっちである。

この「腐った痛み」は、実に嫌な痛みである。逃げたくなる。それに対して、足が疲れたとか、歩き疲れたという時に感じる「なんとかなる痛み」は、あれは健康な痛みであって、そのうち治る。

でも、しばらくしたら治るからといっても、これがどんどんひどくなれば、慢《まん》性《せい》の、すなわち腐った痛みになるのだろうと思う。

私は痛風の痛みで足を引きずって歩いていたら、健康なほうの足ばかりを使うものだから、今度はその健康な足も痛風の痛みとは別の痛みになって、腐った痛

痛みとは何なのか。体の痛みにも2つある

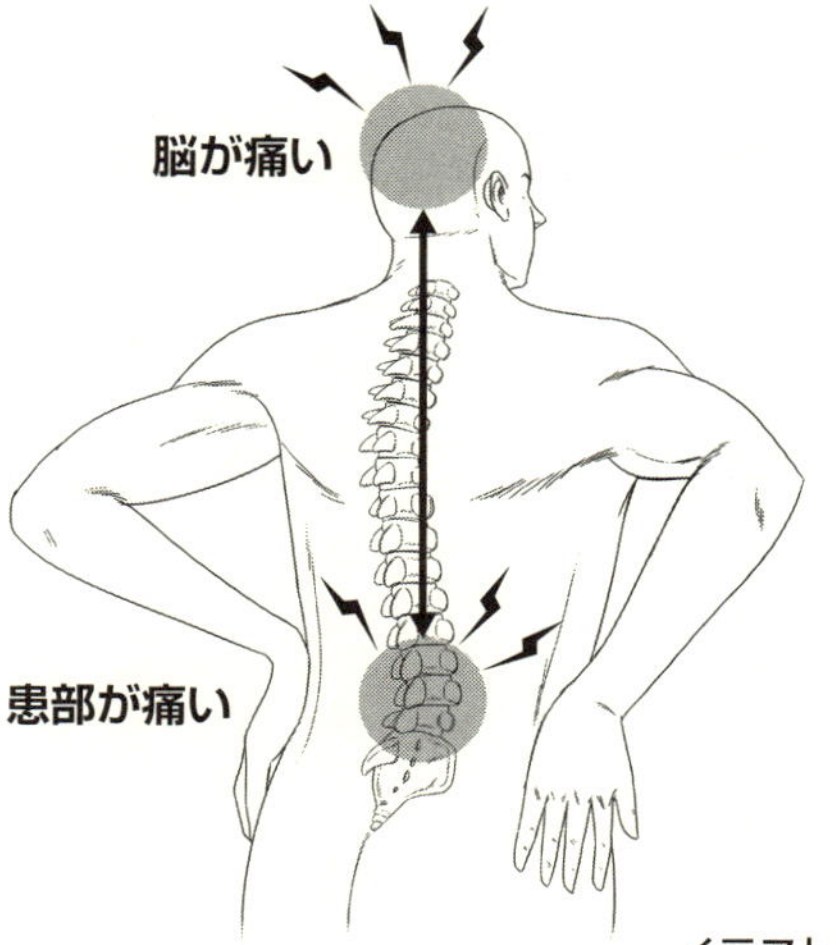

イラスト：PIXTAから

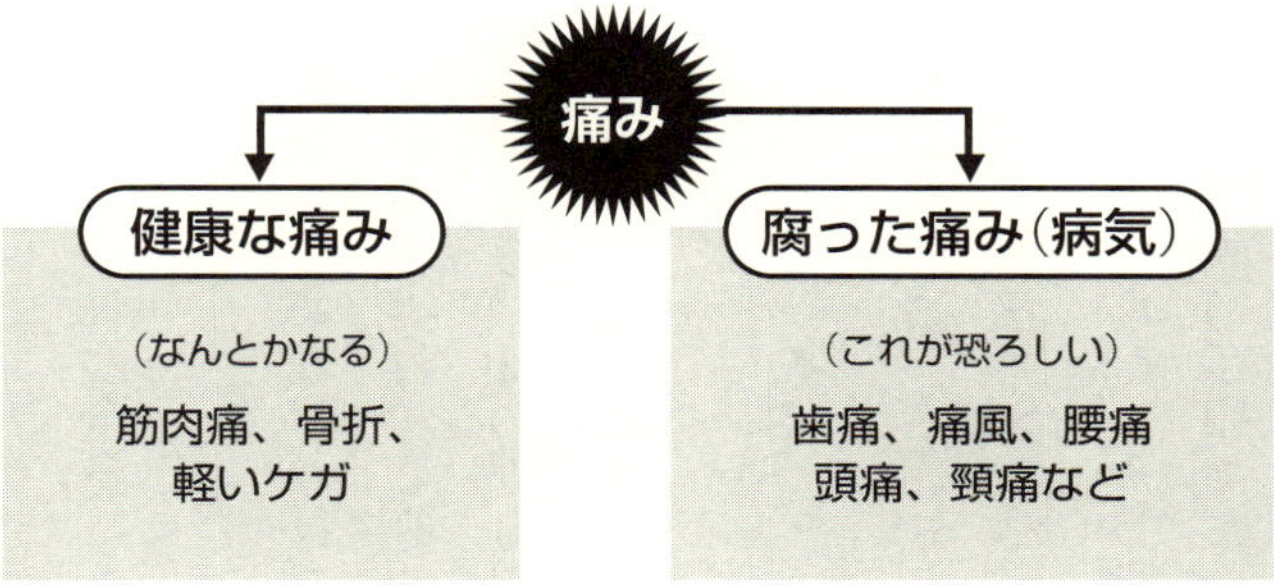

痛みは、脳が痛いと感じるのか。それとも患部そのものが痛いと感じるのか、というおかしな問題を私は今も考えている。

みに近づいた。これが怖い。体の一カ所が悪いと、それが全身にあれこれ影響を与えてゆく。

老人病はある日、再発する。それに身構えて受け止めなければならない。朝起きて、「来た」「出たぞ」と分かったら、急いで対策を実行する必要がある。使い過ぎの足の関節痛も、いつかきっと腐った痛みになる。その部分がボロ切れ状態になるというか、組織が壊れて外科手術ではどうにもならなくなる。もっとひどくなれば、癌《がん》になるのだろう。

「腰痛は、脳が勝手に作り出した説」はおかしいだろう

私は今から4年ぐらい前に、NHKの『ためしてガッテン』だかNHKスペシャルだかの番組を、ある日たまたま見た。それは、「腰痛の原因が分かった。腰痛は脳が勝手に痛みを作り出したものだ」という主張の番組であった。本当かな

と思いながら、見た。その番組に出演していた偉そうな整形外科医たちが言っているから、そうなのだろうぐらいにその時は思っていた。

何かおかしい。先に書いた筋膜注射をする医者たちを一切、無視していた。「脳が勝手につくり出した痛みが腰痛の原因だ」と言うだけの、何だかキツネにつままれたようなヘンな内容の番組だった。

しかも、この「腰痛の原因は脳が勝手に作り出した痛み」説を、NHKは何かのたびに繰り返した。今も番組にして流している。これはどうも怪《あや》しい。「どうやら整形外科医たちの間で、内部に大きな争いが起きているのだろう」と私はピンと来た。

私が話した医師たちは少数派だ。それに対して、これまでさんざん椎間板ヘルニアの手術をやってきた、その責任ある医者たちの方が、圧倒的に主流派で多数派だ。全国の大学病院のエラい医者たちである。彼らは自分たちの犯罪性というか、責任を覆い隠すために今や必死で、何やかや理由をつけて居直っているのだと私は推測する。

「腰痛の原因は、脳が勝手に作り出した痛みだ」説を唱えているのは、危険な手術をしてきた整形外科医たちが、責任逃れをして、煙に巻くための別働隊の動きだ、と私は見抜いた。

レントゲンやＭＲＩや関節鏡《かんせつきょう》で見えた、「骨格異常」という、骨の異常が腰痛の原因だと考え、これを疑いもせずにそのように診断してきた整形外科の医者たちが今もたくさんいる。これは大問題であり大間違いだ。

そうではなくて、大部分の腰痛は筋肉の痛みなのだ。当たり前といえば当たり前なので、私も拍子抜けして、あまりにも単純なこの結論に、今もびっくりしている。そして、さらに、あと10年もしたら、「腰痛は筋肉が原因」説もまた再び別の新説によって覆《くつがえ》されるのだろうか。

「痛み」の正体が明らかになりつつある

私の素人考えへの信頼度を上げるための権威づけというわけではないが、一冊の本の名前をここに書いておく。

それはイギリスの疼痛《とうつう》生理学の権威であるパトリック・ウォール博士という人の本だ。『疼痛学序説《とうつうがくじょせつ》―痛みの意味を考える』（南江堂、2001年刊）、翻訳者は横田敏勝《よこたとしかつ》という医学者である。

この本は、生理学《せいりがく》（という医学の基礎となる学問）の立場から、「ヘルニア犯人説」に疑問を投げかけている。「椎間板ヘルニアの手術は70年以上もの間、行われてきた。もてはやされたこともあったが、疑問が増し続けている。ヘルニアの突出と痛みはそれぞれ独立していて、痛みの発現におけるヘルニアの突出の役割ははっきりしない」と、この本に書いてある。「痛み」そのものの研究を生理学者たちが行っているらしく、国際的な「痛み学会」というものもあるそうだ。

患者は、腰痛や頸痛の痛みだけを取り除いて、あるいは軽減してくれるならばそれでいいのである。痛みを椎間板や脊柱管からはみ出したヘルニアのせいにする必要はないようだ。

なぜなら、椎間板ヘルニアの症状のまま、痛みが出ることなく、腰が90度曲がったまま平気で生活している老人はたくさんいる。昔からいた。だから、なんでもかんでも「病気」にして手術などしてはいけない。間違っている。感染症があったり、どうしても重大で、切る（切除する）しか他にないのなら別だ。

もう一人。マイアミ医科大学のヒューバート・ロズモフという教授が、「椎間板ヘルニアが痛みを引き起こす可能性は3％にも満たない」と自著で書いている。これは、医学の世界の内側ですでに大げんかになっている事実だと私は思う。大変な争いごとであるはずなのに、私たち一般国民には知れ渡らない。なぜなの

パトリック・ウォール博士の『疼《とう》痛《つう》学序説』がヘルニア犯人説に疑問を投げかけている

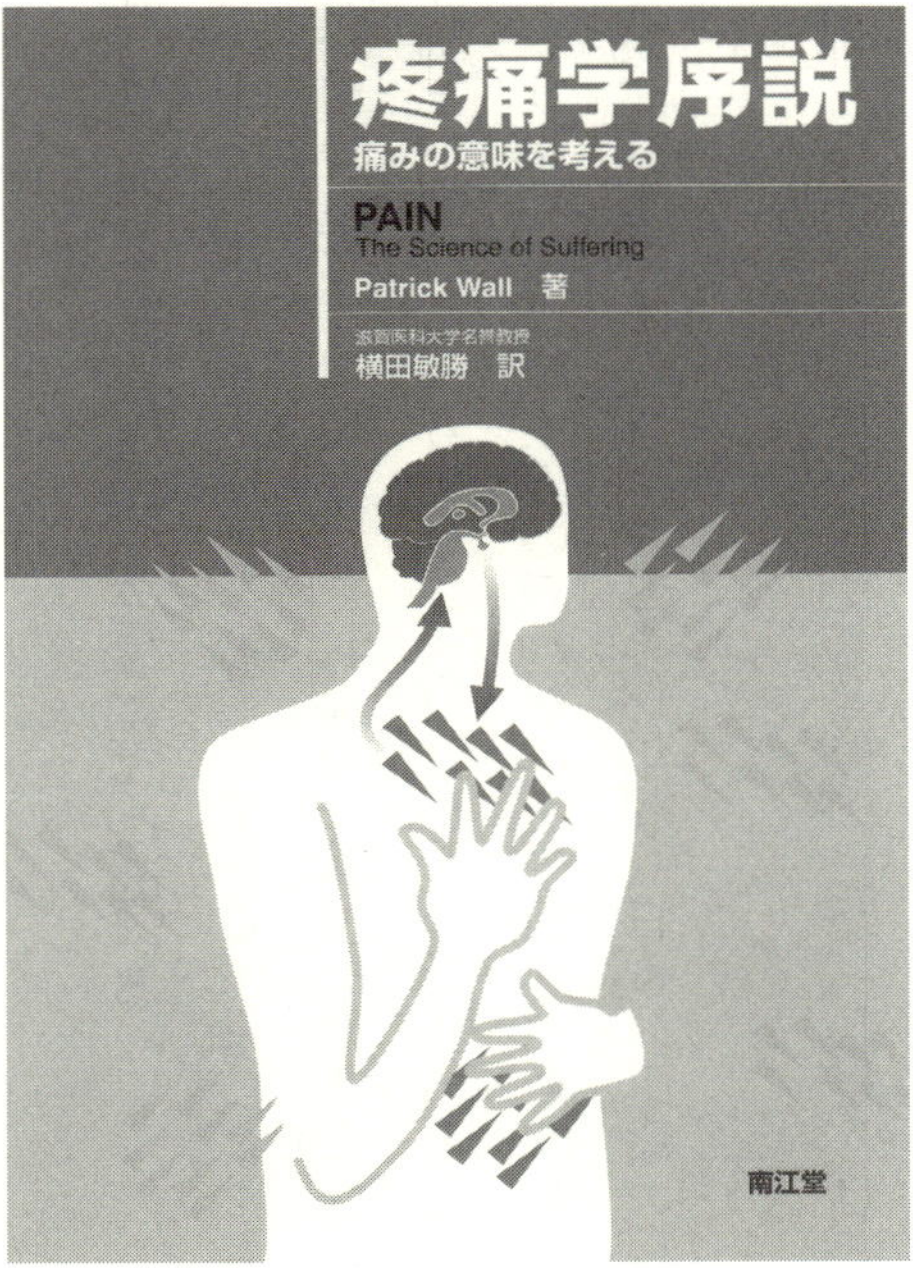

「ヘルニア突出の役割ははっきりしない」とこの本に書いてある。

か？　何かおかしい。

医者は「当時はそれが最善の治療法だった」と逃げる

厚生労働省の中で、医者と治療法を監督している医系技官《いけいぎかん》たちは、このことにとっくに気づいているはずなのだ。それなのに態度を変えようとしない。ここには何かヘンな動きが感じられる。今さら自分たちの長年の考えを変えるわけにはゆかない、という頑迷な権威主義の表れなのか。前述した欧米の医師たちの文献から学んだ筋膜注射の医師たちは、この10年間、日本の医療の現場では脇に押し込められている。

患者として苦しんでいるのは、私たち一般国民だ。私たちはなぜこの問題についてこれまで騒がないで、今日まで来てしまったのか？　私は、ひとりでポカンとしている。

医者たちは、自分たちがこれまでに学会（あるいは学界）として承認して行ってきた治療法や手術が間違っていた、と後《あと》になってから分かっても、責任を取るということをしない。「医学は進歩する」という言い訳で、上手に逃げてしまう。実際、責任など取れるわけがない。だから知らん顔をして時《とき》が経《た》つのを待っている。手術を受けても腰痛が治らずヒドいままの患者たちから、損害賠償請求の裁判が次々起こされたら大変なことだと分かっている。

医療訴訟というのはたいへん難しい裁判だ。その時々で、「その時代（事件の当時）にはそれが最善の治療法であり、必要な手術だった。だから医者に責任はない」と言う。実験材料や稽古台《けいこだい》にされた患者たちにしてみればたまったものではない。これが医学の世界というものの醜悪な真実の姿だ。

内科医に至っては、「僕は注射をするのは嫌いなんだよね」と言う者まで出ている。医療トラブルを起こしたくないから注射さえしない、できない。それで薬ばかり山ほど出している。そういう医者がそれこそ山ほどいる。薬を出すことしか能がないのが、おそらく今の医者たちの9割ぐらいである。

医者は老人病の痛みを軽減してくれればいい

私の父親は医者だった。だから私はわりとこの世界のことに勘づいている。医者からいいように言われて、騙されて手術を受けて、それで症状が悪化してしまった人たちには、私は「あなたの知識と知恵が足りなくて、医者に騙されたんですよ」と、はっきり言ってあげる。

MRIという高性能の高価な医療機械が急激に出回って、流行《はや》るようになってから、さらに新しい種類の病人たちをつくっただろう。やらなくてもいい手術をたくさんやってしまったことの大きな責任というのは、私はやはりあると思う。

私がはっきり分かったことは、ヘルニアの手術なんかやるものではない。やらなくて本当によかったということだ。医者から「脊柱管狭窄症だ」と言われて、それで、**この副島隆彦までが、自分が病人であると思い込んでしまった**ことが大間違いだった。

私の腰痛とか首の痛みというのは大したことはない。痛風も前立腺肥大症も、ある程度我慢して、いざとなったら薬でやり過ごせる。高血圧はよほど危険な時のために降圧剤を準備している。慢性気管支炎は空気の悪いところに行かないようにすれば悪化しない。

これらの病気は老化の一種で、老人病だ。「生活習慣病」などというヘンな言葉が私はキライだ。「老人病」でいい。がんにしてもやっぱり老化現象の一種だと、あの放射線治療の近藤誠《こんどうまこと》医師がぺろっと言ってしまった。

私は、放射線治療の専門医としては、東大の中川恵一《なかがわけいいち》医師の方が、真実をいろいろ知っていて近藤誠医師よりも偉いと判定している。

慢性とか老化という問題は、医者が治療して解決できることではない。痛みを軽減してくれて症状を軽くするだけでいい。腰や首の痛みというのはみんなに出るわけだから、「病気だ、病気だ」と騒ぐことが本当は間違っている。もっと大きくは、「制度、体制、権力者たち」に私たちは騙されているのだ。

このほかの外科の、必要な手術をしている医者たちはやはり偉い。がんの摘出手術や感染症の病原菌による骨髄の手術などはしなければいけない。

だが、椎間板と脊柱管のヘルニア切除手術のほとんどは、するべきではない。このことがはっきりしてきた。

70代、80代で手術する人は医者の稽古台だ

死を迎えつつある者たちへのターミナルケアなるものがある。終末期医療、あるいはホスピス（緩和《かんわ》ケア）という。これはかなり進んでいる。病院のベッドで

動けなくなったまま延命するのではなくて、痛みを緩和してあげて痛みだけはとってあげて、人間らしく死なせてあげたい、自分もそのように死にたいと多くの人が望んでいる。

年齢が70代、80代になっても、まだ手術をするというのは本当に問題だ。なぜ医者は、そんな高齢者たちに手術をさせるように仕向けるのか。患者たちは80歳を超してもやっぱり手術を受けるのか。それは生きたいからだ。まだまだ生きたい人間を誰が邪魔できるかといったら、できない。

これらの人間（人類）は、あちこちの体の部品《コンポーネント》を人工材料（京セラが得意とする人工骨など）と取り替えながら、まるでサイボーグ人間のようになって高齢のまま生きるそうだ。それでもあちこち痛いだろうなあ。

医者にしてみれば、患者は稽古台《けいこだい》で、実験材料だ。

私は26年前、まだ若かった頃だが、後縦隔腫瘍《こうじゅうかくしゅよう》というものの摘出《てきしゅつ》手術をしている。大きな手術だった。胸のあばら骨（肋骨《ろっこつ》）を背中からバラバラと鋭利な刃物（メス）で切った。そして心臓の真裏《まうら》にベタッとくっついていた卵よりちょっと小さいぐらいの大きさの腫瘍を取り除いた。あの白いリンパ腺の太いのがグッと腫れていたものなのだが、要は心臓の真裏に有った腫瘍、おできだ。これがリンパ管腫でなくて心臓そのものや大動脈に出来た腫瘍だったら、その時、死んでいる。

私にとってはこれが人生最大の病気で手術だった。このあと結婚して子供を作った。痛い手術だった。背中を切るのは、お腹を切るよりずっと大変だ。

腫瘍はチューマー tumor という。ビナイン・チューマー Benign tumor が良性《りょうせい》腫瘍だ。それに対して、マリグナント・チューマー Malignant tumor が悪性腫瘍だ。つまり癌《がん》だ。

私の tumor《チューマー》 には、取り出したあと検査したら癌細胞がなかった。それでよかったのだが、手術は痛い思いをした。背中を幅30センチぐらい深く切ったせいで左手が、今もずっとしびれる。肋間《ろっかん》神経痛だ。このあと26年が経った。命拾いをした、ということだろうか。これでよかったのだけれど、ああ、稽古台にされたなあ、と思う。順天堂大で手術をした。

病院にしてみれば、「いい手術の稽古台が来た」と思ったことだろう。若い医学生たちが10人ぐらいも手術室にいた。すぐに全身麻酔で私の意識は消えた。

私の又従兄弟《またいとこ》の医者に相談したら、「まあ手術をしてもいいでしょう」という勧めがあった。だからやった。良性だったのだから、症状が出なければ取らなくてよかったのだ。これ以上は愚痴《ぐち》になるからやめる。

手術は素朴なものだけやる

今から40年前、つまり1970年代までは、医者という職業は、非常に立派だった。大学の医学部を出て、お医者様になると周りからものすごく尊敬され、実際に感謝された。医者はいい職業で、立派な職業だった。今はもうそんな感じではない。医者の権威と信用は少しずつ落ちている。

昔の医者は偉かった。昔は大した治療方法もなかったろうが、医学が発達していない分だけ、素朴に手術をした。ふくらんで悪いものが溜《た》まっているところを切開して膿《うみ》を取って、縫《ぬ》い合わせるといった手術だ。私は父親が手術するのを見ていたことがある。こうした外科の簡単な手術でも、患者に大変感謝された。

ところがどうも、40年ぐらい前から、医療の転落が始まった。医者があまり人々に感謝されない職業になった。医者の方も、患者に対して、やらなくてもいい余計なことをいっぱいしている。

人類の歴史は、医療に関してはこの40年で峠を越したというか、大きな転換点を迎えた。長生きする老人がものすごく増えた。先進国はすべてのことが過剰になった。過剰に余計なことをする段階に、人類は入ってしまった。歯医者がするインプラントと、眼科医がするレーシックは、どうも、余計で過剰な手術だと思う。後述する。

後進国や貧しい国の医者は、今でも立派で優れた人格者で、お金もあんまり取らないとか言いながら、患者を助けている。南米やらアフリカには、そういう医者たちがいる。先進国から大量に流れてくる抗生物質や安い薬を使って、病気を素朴に治している医者たちがいる。みんなからありがたがられて感謝されているだろう。

先進国の医療は、異常な状態になっている。「医者も商売だから、収入を上げなきゃいけない」と医者が平気で言うようになった。「病院経営がなにより大事」と、はっきり言う。

医者たちも大変な時代になった

患者の側がやり過ぎの治療をされた結果、そのことに不満を持ち、歯科医を刺し殺してしまった事件が２０１７年1月にあった。医師と患者の間に何があったのか。本当の事情は新聞記事だけからはわからない。時代はこういうところまできている。

「『歯を余分に抜かれた』治療に不満か　岐阜・歯科医刺殺」

岐阜市黒野南2丁目の歯科医院の院長（50）が、1月20日に刺殺された。この事件で、殺人未遂容疑で逮捕された無職長浜伸幸容疑者（58）が、数年前に受けた歯槽膿漏《しそうのうろう》の治療で「歯を余分に抜かれた」などと不満を抱いていたことが捜査関係者への取材でわかった。

岐阜北署は22日、容疑を殺人に切り替えて長浜容疑者を送検した。
捜査関係者や同署によると、数年前から通っていた長浜容疑者は院長宛ての手紙を、16日に医院に直接投函《とうかん》。17日には医院で院長と話をしていたという。18日にも手紙が届いたため、院長が同署に相談。手紙には治療への不満や金銭要求をほのめかす内容が書かれていたという。長浜容疑者も同日、院長の後に署を訪れ、治療への不満などを漏らしていたという。

（朝日新聞　２０１7年1月22日）

自分の体を差し出す患者も、それを治療する医者も命がけだ。

第5章 目と歯も大事だ

私の体の通信簿を載せる

医者にかかるとだいたいその前に血液検査をする。尿もとる。詳細な数値が出てくる。小さな病院でも検査結果が即座に出てくるようになったのは、10年ぐらい前からだろう。

医者はこの検査結果の表を見ながら患者を診断する。これでたいていの症状は医者の判定（判断）がつくようだ。このとき私がもらった検査結果を載せておく（この本の最後には検査項目解説も載せておく）。難しそうに見えるが、これが「自分の体の通信簿」だから、繰り返しじっと見ていればそのうちどんどん分かるようになる。

この自分の体の通信簿を見ると、私は２０１３年の尿酸値が、８・７mg／dℓと高かった。２０１５年も、７・１mg／dℓと基準値ギリギリだ。これがたまると痛

私の体の通信簿(2013年)。尿酸値が高い状態は、今は治まっている

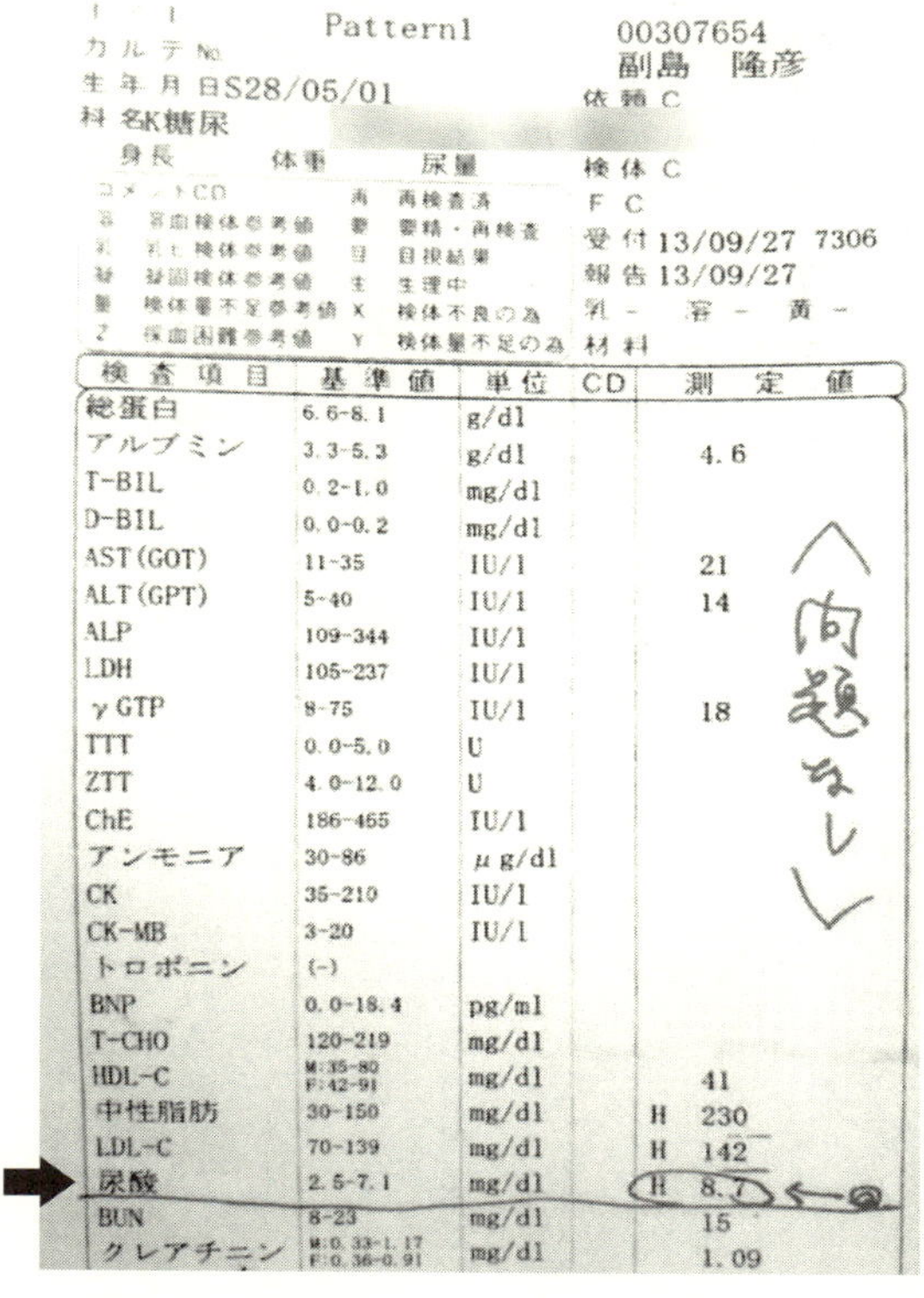
Pattern1　00307654

カルテNo　副島　隆彦

生年月日S28/05/01　依頼C

科名K糖尿

身長　体重　尿量　検体C

コメントCD　再　再検査済　FC

要　要精・再検査

目　目視結果　受付13/09/27 7306

生　生理中　報告13/09/27

X　検体不良の為　乳－　溶－　黄－

Y　検体量不足の為　材料

検査項目	基準値	単位	CD	測定値
総蛋白	6.6-8.1	g/dl		
アルブミン	3.3-5.3	g/dl		4.6
T-BIL	0.2-1.0	mg/dl		
D-BIL	0.0-0.2	mg/dl		
AST(GOT)	11-35	IU/l		21
ALT(GPT)	5-40	IU/l		14
ALP	109-344	IU/l		
LDH	105-237	IU/l		
γGTP	8-75	IU/l		18
TTT	0.0-5.0	U		
ZTT	4.0-12.0	U		
ChE	186-465	IU/l		
アンモニア	30-86	μg/dl		
CK	35-210	IU/l		
CK-MB	3-20	IU/l		
トロポニン	(-)			
BNP	0.0-18.4	pg/ml		
T-CHO	120-219	mg/dl		
HDL-C	M:35-80 F:42-91	mg/dl		41
中性脂肪	30-150	mg/dl		H 230
LDL-C	70-139	mg/dl		H 142
尿酸	2.5-7.1	mg/dl		H 8.7
BUN	8-23	mg/dl		15
クレアチニン	M:0.33-1.17 F:0.36-0.91	mg/dl		1.09

この検査項目に書かれている「総蛋白」とか「アルブミン」が一体、何なのかは、一緒に配られる解説表に説明が載っている。この本の最後にこっちも載せました。じっと見て読んでください。

風が出やすくなる。いや必ず出る。

私は自分の5つの老人病の、2.「前立腺肥大」の薬を本当に痛い時しか飲まない。飲み過ぎて、効かなくなることのほうを恐れるからだ。

前立腺肥大の薬を飲むと、尿道が膨らむのでおしっこが出やすくなる。薬が脳の緊張を解いて、緊張を緩和させるから、おしっこが出やすくなるのだ。

例のバイアグラという薬も、おそらく陰茎《いんけい》の海綿体《かいめんたい》の緊張を解くのだろう。緊張を解いて、海綿体に血が行くようにするらしい。これが脳の感覚とは無関係に膨らむらしい。そういう作用のことである。

インプラントは恐ろしい

医者は余計な手術をするべきではないという話から、歯のインプラント問題というのがある。

私はインプラントをしないと決めている。これもやってはいけない手術のひとつだと私は思う。インプラントは、従来型の入れ歯や差し歯や、ブリッジ治療（残っている歯を橋桁《はしげた》にして欠損部分を埋める）とかとは違う。

インプラントとは、人工歯根《じんこうしこん》のことだ。歯の土台となる金属の人工歯根を、歯《は》茎《ぐき》を切開して、顎《あご》の骨をガリガリ削って埋める。削った顎の骨に、人工歯根がくっつくまで、最低3カ月はかかるそうだ。その上に人工の歯をかぶせる。治療期間が長い。保険もきかない。

私の周りに、「インプラントをして良かった」という人たちもいる。だから私も意固地《いこじ》になるわけにはゆかない。だが私はこれはやるべきでないと思っている。

歯茎から顎の骨に穴をあけるのだから、周辺の神経や血管にも影響はあるだろう。綿密なメンテナンスを毎日きちんとし続けなければいけない。歯茎と人工材料の隙間からほんのわずかでも細菌が入れば、大事《おおごと》だ。神経そのものや骨にまで細菌が感染して、それらを抜き去ればそれで済む、というような生《なま》やさしいことでは済まなくなる。

私の知っている、さる高名な人物は、この手術のあと10年、下顎《かがく》部に激しい痛みを抱え続けて亡くなった。本当にかわいそうだった。同情はできるが、周囲は助けてあげることはできない。死に至る病気とは残酷なものだ。

トラブルが起こって訴訟に発展したケースもやはりある。2006年～2011年の間で、インプラント治療について国民生活センターに寄せられた相談件数が、2086件あった、と役所は注意を喚起している。

歯周病は歯磨きで少し改善した

私は老人になって歯の手入れのことで、最近、深く反省した。私は歯磨きのことで長年、本当に甘い考えをしていた。64歳にもなって、生まれて初めて歯磨き

虫歯と歯周病の痛みは、「腐った痛み」の方だ

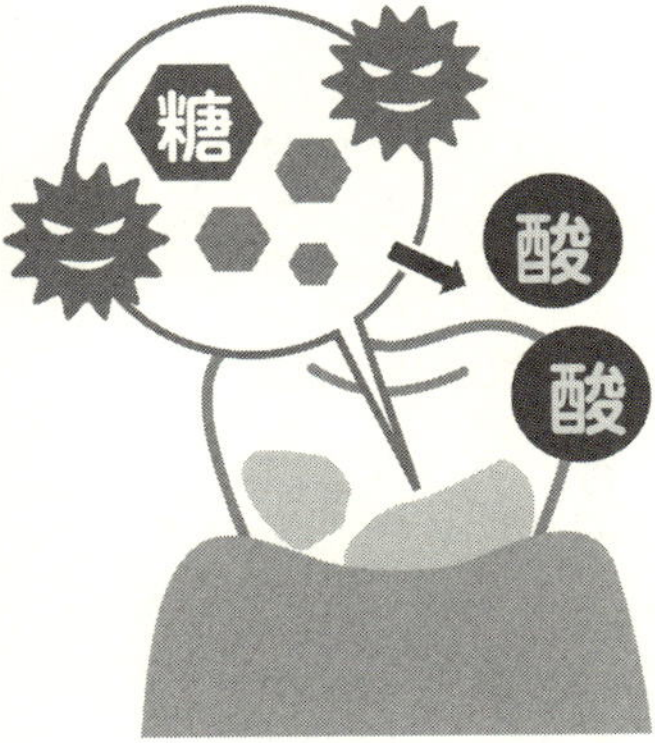

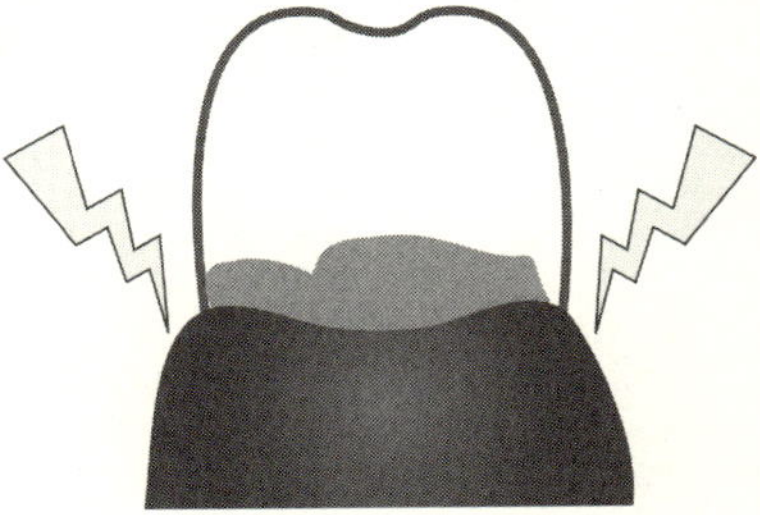

イラスト：medickから

自分のことで言い訳をするわけではないが、つい20年前までほとんどの歯医者が歯周病の治療のことなど何も考えていなかった。たいていは虫歯の治療だけだった。今とは全然違ったのだ。

の大切さを知った。

本当に私は歯磨きを励行《れいこう》しなかった。一日1回、朝磨いていればそれでいいさ、と本当に横着《おうちゃく》な考えをしていた。そのせいで、どんどん次々と1本ずつ上下の奥歯の方からダメになっていった。しまった、一日に3回、食事のあとは磨かなければいけないのだ。とくに食事をしたあとの寝る前の歯磨きは絶対にしなければならないのだ。この年《とし》になって、自分の恥を晒《さら》すようだが、私は本当にバカだった。

もっと早くあと10年は早く気づいていれば、3本ぐらい助かっていたのだ。今は、寝る前に磨くようになったら、朝起きたときに口の中が気分がいい。それまでは、下の右の奥の大切な歯が、歯周病で歯茎が腐っていて、本当に長年、不愉快だった。しかし、こんなもの、どうせいつかは腐って抜けてしまうのだ、とふて腐れて諦《あきら》めていた。

歯医者とその外来《がいらい》で働いている奥様にしてみれば、毎日来る患者たちは、みんな虫歯と歯周病を抱えた人たちだ。同じことを、毎日、毎日、何十回も言うのは本当に飽き飽きすることだろう。

とくに私のような、どうせ人の言うことなど素直に聞かないオヤジには、何を言ってもムダだと分かっている。ところが、痛い思いをするのはそのバカオヤジの自分である。どうしてもっと早く、40代の頃から歯医者の言うことを真面目に聞かなかったのだろう。

歯磨きの大切さが今頃わかった

だが、私にこれまで「歯を毎日、食後にきちんとやわらかいブラシで上下に磨きなさい。とくに奥歯の奥の難しいところにブラシをちゃんと当てて、食べカスをとりなさい」と、指導してくれた歯医者はひとりもいなかった。本当だ。大きなビルの中の、昼間のサラリーマン相手の保険治療がほとんどのビジネス街歯医者は、患者に親身にその人に合わせて指導（教育）するということをしない。次から次に黙って、不機嫌そうに、「ああ、こんな職業で毎日、毎日やってもう疲れたよ」という感じだ。

いい年になってもまだ歯磨きの大切さを理解しない自分がバカだった。欧米人は本当に歯磨きを励行する。日本人もそれに続いた。後進国ほど今もいい加減だと思う。歯抜けのままの人が多い国が後進国だ。自分はもう昔の日本人だから、やはり考えが甘くて後進国段階の日本人だった。

私に貴重な気づきを、3年かけてようやく与えてくれた歯科医とその奥様は、おまえもようやく気づいたか、と、「いーえ。気づいたときが、始まりですよ」と優しく言ってくれた。

「まだ、前歯がそれだけたくさんきれいに並んでいるのですから。年齢の割には、よく保っている方ですよ。もっとヒドい人がたくさんいます」。そして、「歯の手入れをそこまでしないで（穢いままの口の中で）、よくぞここまで丈夫な歯がまだたくさん残っていますね」と褒められた。

歯医者は、患者の口の中をのぞき込んだら、日頃その人がどれぐらい手入れをしているか、分かるそうだ。以前、別の歯医者に聞いた話では、歯医者は、その人がいくつで死ぬか（いつまで生きるか）がほぼ正確に分かるそうである。

その私に大きな気づき（覚醒《かくせい》）を与えてくれた、今や私にとって感謝感謝の名医の歯医者は、こうも言った。「副島さん。トイレに行ったら、お尻を拭《ふ》きます、よね。食事のあと、歯の手入れをするのも同じことですよね」とスゴいことを言った。私は唖然《あぜん》とした。

私は、「奥歯を大きく削ってもらったので、きちんと歯磨きするようになったら、この奥歯の歯周病が8割治りました。ヘンなうずきの痛みがかなり消えて、朝起きたときに気分がよくなりました」と報告した。

これが私の歯と口の中の様子の報告だ。私は今では、夜寝ぼけながら、ベッドの中で、ペイスト（歯磨き粉）もつけずに何が何でもの応急措置の歯磨きをするようになった。多少キタナくても、これでいいのだ。どうせ自分の口の中だ。たったこれだけのことを老人一年生になるまで私は分からなかったのだ。まるで小学校一年生（7歳）だ。

レーシック手術も私はやらない

目のレーシック手術は、今から30年ぐらい前にロシアから来た技術だ。英語ではＬＡＳＩＫ（レイジック　laser in situ keratomileusis　の頭文字をとった言葉）で、難しくは、「生体内レーザー屈折矯正術」という。２０００年頃から一般に知られるようになった手術だ。一番多いときで、２００８年（平成20年）に

白内障は水晶体、緑内障は視神経が悪くなる

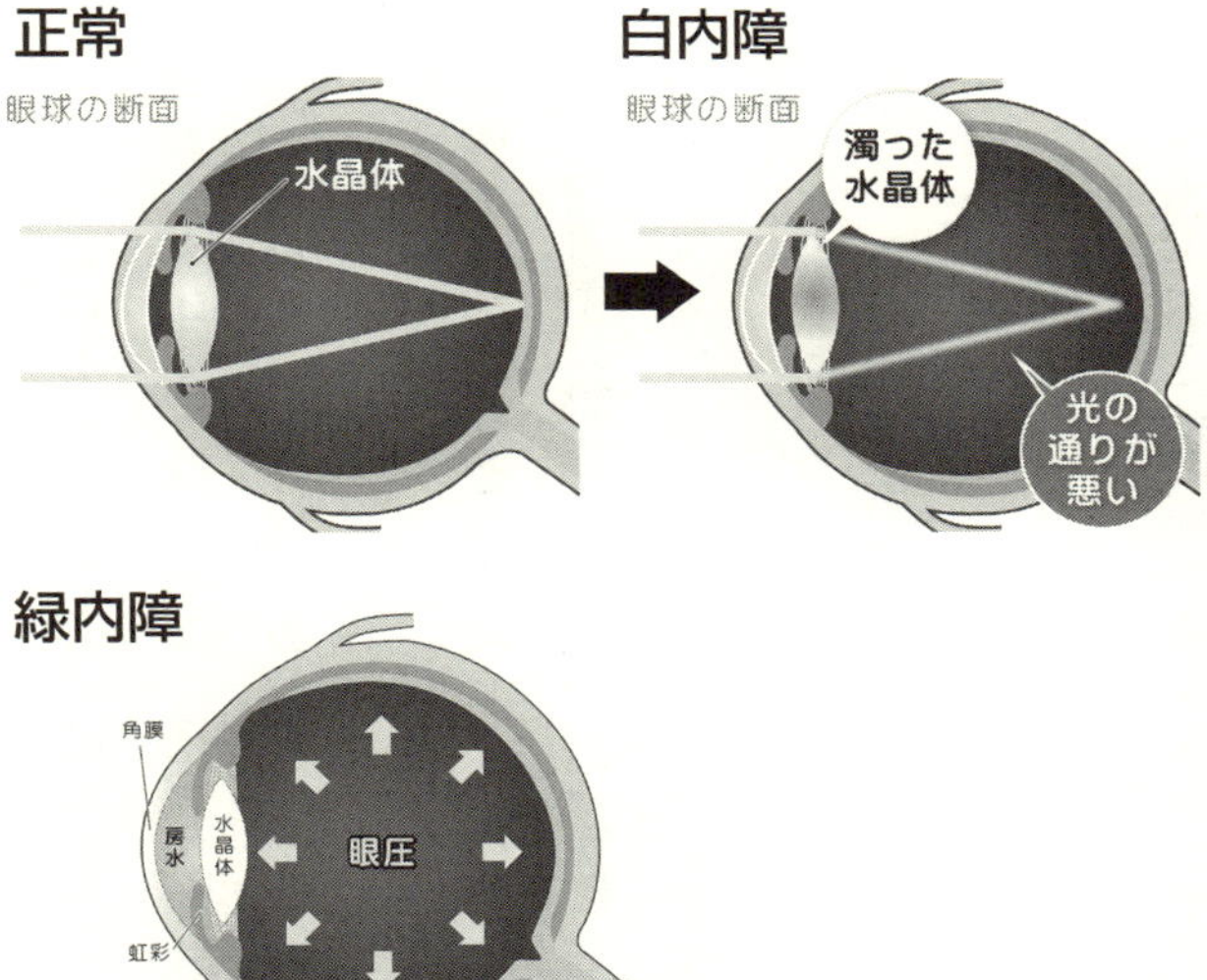

イラスト：medickから

緑内障は眼圧（眼球の圧力）が異常に高まって、見えづらくなる。脳が映像を勝手に補完してしまうので、病気の進行になかなか気づかない。緑内障は「その人の寿命よりも先に目の神経が寿命をむかえるからなるのだ」と医者が言った。

は、年間45万件ものレーシック手術が日本で行われた。

ところが2014年（平成26年）には、年間5万人程度に大幅に減っている。9分の1に減っている。一体何があったのか。みんながこの手術の危険性に気づいたのだ。

目の固い角膜《かくまく》の上の表面を取り除くために、レーザーを照射《しょうしゃ》して（即ちレーザー・メスで）、屈折率を矯正する。私の周りにも、極度の近視だった視力が回復したと喜んでいる人もいる。ただ、このあと老化を起こしたときにどうなるのか、という心配がある。

医者の技量や、その後の消毒をちゃんとしているか、といったことも気になる。目は極度に精密な生物器官だ。ちょっとやそっとで人間がいじっていいものではない。

レーシック手術のあと細菌性角膜炎とか、眼精疲労、目の痛み、過剰矯正による頭痛や吐き気とか、トラブルが多い。これにも国民生活センターが注意喚起を行った。政府（役所）はそれ以上のことはしない。

私は細かい事例はよく知らないけれども、このレーシックの問題も、追っていくと、相当に深い闇があるのではないか。

第6章　いい鍼灸師、マッサージ師は少ない

鍼灸師《しんきゅうし》は3〜5人の口コミで確かめる

人間が長生きするようになったので、「老人は痛い」が起きて老人病で苦しむようになったのだ。昔はもっとさっさと死んでいた。これを書くときっと驚くだろうが、江戸時代は50歳でほとんどの人は死んだ。明治、大正時代と戦前は50歳ぐらいで死んだ。だから「人生五十年」と言ったのだ。戦後5年ほどでようやく60歳まで寿命が延びた。戦後の定年退職は、「男が55歳、女は50歳」とされていた。それが60歳定年《リタイア》になったのは1985年ごろだ。私の小さい頃（即ち196 0年ごろ。私は7歳。今から57年前）は、60歳ぐらいで、私の周りの老人たちが次々に死んでいた。

だから生来、元気で頑丈な人間だけが、喜寿《きじゅ》（77歳）や米寿《べいじゅ》（88歳）を迎えて周《まわ》りから尊敬された。長寿の人は、体が頑丈で頭もしっかりしていて、知恵があ

全身が痛かったり、だるかったりする。それが老人

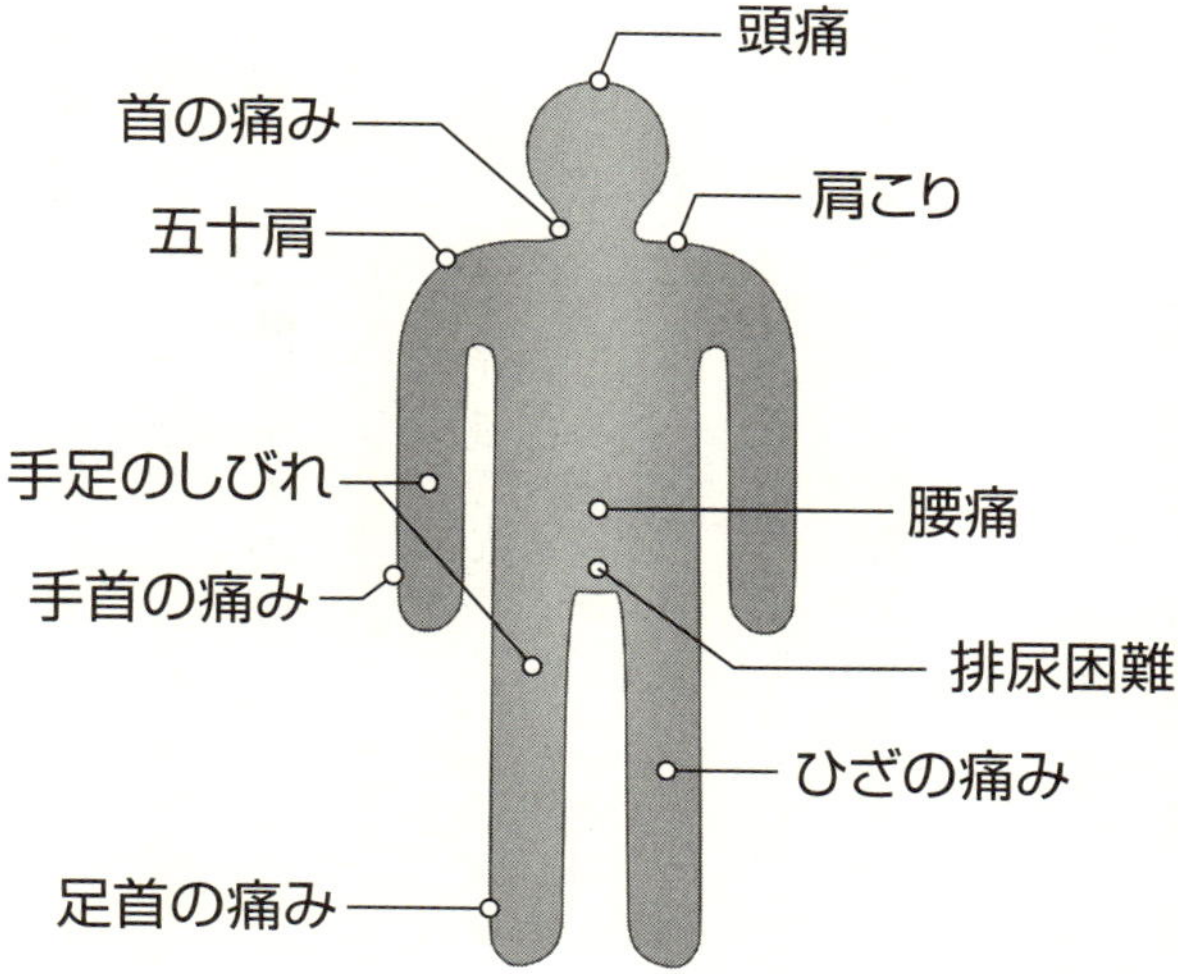

イラスト：PIXTAから

西洋医学ではもはや治すことができない不調の数々である。これらの老人病（老人症状）のいくつかが、自分に出てしまったら、それを自分の運命として引き受けて、それと付き合って、上手に対処すべきである。ひとつの病気と真剣に関わっていると、不思議と他の病気が遠慮して、症状がおさまる。人間の体は自分の思うようにはならない。が「ひとつ」に本気で立ち向かい組み伏せると、周《まわ》りは黙る。

って衛生観念も人一倍強かったろう。だから周《まわ》りの人々を助ける地域の指導者（土地の古老）だったのだ。だから長寿者は深く尊敬されたのだ。ただ単に長生きしただけの人間を誰も敬うはずがない。だから今は誰も100歳の超《ちょう》長寿者（今や日本に6万人いるらしい）を尊敬しない。

私が最近、いいなあと思うのは鍼灸《しんきゅう》である。60歳を超したら鍼《はり》と灸《きゅう》である。明治政府の近代主義者（モダニスト）欧米《おうべい》白人文明の崇拝者）たち以来、厚生官僚と西洋医学者たちは、鍼灸師《しんきゅうし》などという得体の知れない連中を潰《つぶ》してやりたいとずっと本心では思っていただろう。が、中国四千年の、人間の体を研究し尽《つく》したところから生まれた深い知恵に基《もと》づく鍼灸術を、簡単に根絶《ねだ》やしにすることはできなかった。

近代西洋医学ではどうにもならない（治せない）病気がその後増えた。西洋医学で頭の芯《しん》から凝《こ》り固まっている医者や役人どもでも、年《とし》を取って自分の体がきつくなればあんま（マッサージ）にかかり、鍼灸師に頼る。ざまぁみろである。だから、あんまと鍼灸は、老人たちにとって、どうしてもなければいけないものである。体のキツイ人は一度、鍼灸師にかかるべきである。

鍼灸師たちは偉い。なかでも評判のいい人は、実に真面目《まじめ》にやっている。私は鍼灸師の邪魔をしないで静かに応援したい。彼らは「病気を治《なお》す」「病気が治《なお》る」などとは決して言わない。老人の体の痛みを和らげて、ほぐしてくれる。だから老人たちはあんまと鍼灸に死ぬまで通う。

鍼灸師《しんきゆうし》にも上手下手がいるだろう。どんな業界とも同じだ。能力、才能のある人と、無能、不適職《ふてきしよく》の人がいる。自分が施術《せじゆつ》してもらって、しっくりいく人で、「この人ならいい」と思う人を自分で見つけるしかない。

そういう時には、知人の紹介や口コミがものすごく大事だと思う。今のインターネットの時代でも、人伝《ひとづた》えの口コミ（英語では word of mouth ワード・オブ・

マウスと言う）が、一番大事だ。テレビ、新聞のほうがウソばっかりだ。

しかしたった1人の推薦では良くない。自分が知っている人の3人、5人の人がいいと言ったら、そこに行くべきだと思う。周囲の人に自分の方から聞いて、あの治療院はどうか、と人々の意見を聞くべきだ。こうやって身近な情報を集めることは大事なことだ。いろいろ困ったことがある時には、少しでも専門知識と経験のある人に話を聞くのは大事だ。

柔道整復師（ほとんどのマッサージ師）に気をつけなければならない

少し問題になっていて、時々警察に捕まっているのは柔道整復《せいふく》師という職業だ。鍼灸師も柔道整復師も国家資格である。全国でマッサージ師と言われている人の8割が柔道整復師か、そこで使われている人々だ。かつては接骨院（骨接《つ》ぎ師）と言われた。この柔道整復師の一部が悪いことをしている。健康保険法が改正されて、柔道整復師が患者ひとり当たり、一回200円、300円と保険診療費を取れるようになった。

健康保険の詐欺をしていることが発覚して捕まるようになった。NHKの2015年11月6日のニュースを載せる。

「療養費詐欺容疑　暴力団幹部ら十数人の一部逮捕」

……警視庁の調べによると、指定暴力団住吉会《すみよしかい》系の49歳の暴力団幹部と、東京・杉並区にある接骨院の元経営者ら十数人は、おととし4月までの1年9か月余りの間、交通事故で骨折などをして通院していた人たちの施術回数を水増しするなどの、うその請求をして、自治体や健康保険組合から療養費数十万円をだまし取ったとして、詐欺の疑いが持たれている。

骨折や脱臼などの施術を行う接骨院では、病院での治療と同じように患者が窓口で自己負担分を払い、残りの療養費を国家資格を持った柔道整復《せいふく》師が患者の代わりに請求する委任制度がある。警視庁によると、暴力団幹部らはこの制度を悪用していた。

警視庁は、詐欺の疑いで暴力団幹部ら十数人の逮捕状を取り、このうち一部を逮捕した。順次逮捕する方針で、だまし取った療養費が暴力団の資金源になっていたとみて捜査することにしている。

(中略)

療養費などの不正請求に詳しい東京医科歯科大学大学院の川渕孝一教授は、「暴力団と接骨院が共犯関係となって療養費の不正請求を行っていたとすれば驚きだ。接骨院の数が過剰な状況で、多くの患者を診なければ経営が成り立たない接骨院側と、ヤミ金などで多重債務者の保険情報を入手できる暴力団側の利害が一致したと考えられる」と指摘する。
（後略）
（2015年11月6日NHK）

こういった事件が、現在、増えている。「マッサージ師」の中心部分は、実はこの柔道整復師（接骨院）たちだ。他にもたくさんいるマッサージ師や、リラクゼーションなどの、「癒《いや》し業」の人たちに国家（政府）がヘンな規制をかけない方がいい、と私は思っている。

しかし、事情のわからない多くの国民を騙して金を稼いでいるのは問題だ。

私はこの本の最後に、再び、整形外科医たちによる、腰痛への危険な外科手術の話に戻る。彼らはやらなくてもいい、やってはいけない手術を患者たちの背骨に行っている。

椎間板ヘルニアについて、ある内科医の告白

私は、自分が抱える腰痛・頸痛《けいつう》（首の痛み）問題について、4年前から本気で考え始めて、自分自身が受けた筋膜《きんまく》注射や鍼の体験を書いた。そして伏魔殿《ふくまでん》である整形外科学会に関しても触れた。

それを読んだ、内科・リハビリ医から、医療業界内部から見た整形外科医の真実についてメールをいただいた。

この内科・リハビリ医は、何十年も前に、腰痛と下肢《かし》のしびれで歩くことができず、3人の整形外科医から腰椎椎間板ヘルニアの手術を勧められた。が、それ

を拒否した。カイロプラクティックでスポーツができるくらいまでは治った。けれども、痛みを完全にとることはできていない。痛みを抱えながら現在も仕事をしている。その医師からのメールの一部を紹介する。

……当院には毎日20人前後の方が、慢性的な首、肩、腰、膝などの痛みを訴え来院されます。そのほとんどは整形外科受診をされた既往《きおう》がある。術後の後遺症の悩みを持っている。見当違いの関節手術を勧められた。しかし鎮痛剤やヒアルロン酸などの無効な関節注射を漫然と繰り返されるも、症状が改善されないと訴えて当院（私のクリニック）に来院されます。

整形外科医たちは椎間板や半月板など、レントゲン上に表れる局所の関節破壊・軟骨の磨耗や神経圧迫などの異常所見が、腰痛や膝痛などの原因であると勘違いしている。だから過剰な手術や鎮痛剤の多投を行う傾向があります。中には徒手《としゅ》による整復だけでは治せず、手術が必要な症例も確かにあります。しかしそれは腰痛全体の数%です。椎間板ヘルニアが全て手術適応になるわけではありません。

整形外科医は、日常生活での歩行や姿勢の異常による体の歪《ゆが》みや骨格異常が腰痛の原因であることにほとんど気づいていません。レントゲンの異常箇所の手術ばかりに興味をもち、術前・術後に十分なリハビリテーションがほとんど行われていないのが現状です。

（2013年11月7日にもらったメールから）

これが現場の医者からの告発である。

本書83ページに載せた写真（画像）のとおり、腰にボルトを埋め込まれて、今も痛い痛いと言っている中年女性の状況と、まったく同じだ。

結局、しなくてもいい手術を受けた患者たちは、痛みもとれず、日常生活で思うように体を動かすこともできない。なんと悲惨なことか。これはまさしく医原《いげん》病（イアトロゲネシス）であり、医療犯罪である。

このメールにも書いてあるように、整形外科医たちは骨の異常しか見えないから、腰や首の痛みを骨の病気だと信じ込んでいる。レントゲンやMRI《エムアールアイ》やCT《シーティー》スキャンには筋肉は写らない。本当は姿勢の歪《ゆが》みによる筋肉の病気なのだ。

形成外科はいいが、整形外科はひどい

ちなみに外科には美容整形という分野がある。美容整形も医療行為として医者がやっている（医者しかできない）が、美容整形の医者になる人たちは、医者の世界ではまともに相手にされていない。明らかに差別されている。美容整形医が、金儲け一点張りの人たちだからだ。二重まぶたや豊胸《ほうきょう》手術（シリコンを乳房に入れる）、顔の骨を削ったり、表皮《シワ》や脂肪を切除したりする。男性のペニス（陰《いん》

茎《けい》）を大きくする手術などが行われている。

これらの外科手術は、医者の免許があって、ちょっと手に技術を仕込めば、医師なら誰でも美容整形医になってできるのだそうだ。この分野は体制的な医者たちの世界で差別され、嫌われている分だけ、社会（人々）の切実なニーズ（需要）から生まれた新しい医療ビジネス分野である。

美容整形の医者たちは、年収何千万とか、億単位で稼ぐ人たちだ。しかし威張っていない。「美人になりたい」という、女たちの血の叫びを、誰も、政府といえども押しとどめることはできない。

この、美容整形（医）は、もともとは形成（けいせい）外科の一部であるはずだ。形成外科は奇形や事故で損傷を受けた人体の一部をできるだけ修復する外科手術であろう。この形成外科と似ているが異なるのが、整形外科である。医学の外科（surgery　サージャリー）部門の中で、今ではデーンと主要な部門にまでなっている。ここには大きな疑問と疑惑がある。

　前述したとおり、ここではやってはいけない手術を大量にやっている。国立大学病院を含めた整形外科で行われている、「必要のない外科手術」である。老人たち向けのリハビリ営業なら良い。ところが、大きな整形外科病院ほど余計な手術ばかりしている。私のような医療の外側の人間が、整形外科医はイカン、問題が多いと、喚《わめ》き出さないといけないと私は決意した。

　何度でも繰り返すが、ほとんどの腰痛は、骨や神経の病気ではなくてその周《まわ》りの筋肉の痛みである。脊椎《せきつい》の手術は簡単にはやってはいけない。危険だ。

　感染性の病気などで、どうしても頸椎や腰椎の手術をしなければいけない場合はあると思う。しかし背骨とその中の神経を、整形外科医が「痛みの緩和手術」と称して行うことは、今や医療犯罪である。腰痛の手術をしても痛みは取れず、さらに症状が悪化することが多いのだ。

老人の皆さん、だから気をつけて下さい。世の中は騙《だま》しだらけだ。人生の年輪《ねんりん》を重ねてきた人たちだから分かっているはずです。これで私の「老人一年生」を終わります。ご精読ありがとうございます。

血液&尿検査項目解説

医者の診察を受けて、もらえる検査結果の表。ご自分の検査結果の数値と見比べてください。異常だと言われた項目だけでいい。しつこくやっていればそのうち慣れます。

基準値というのは、健常な人の95%が含まれる「下限値～上限値」を言う。測定した施設によってバラつきも若干あるから、参考程度に。

検査項目	基準値	単位
白血球数（WBC）	3500～9700	/μL《マイクロリットル》
白血病などの血液疾患や炎症性疾患の診断・経過観察に用いられるスクリーニング検査。		
赤血球数（RBC）	男 438～577 女 384～488	万/μL
貧血、多血症の診断に用いられる基本的な検査。		
ヘモグロビン（Hb）	男 13.6～18.3 女 11.3～15.5	g/dL《グラム・パー・デシリットル》
血液中の血色素《けつしきそ》であるヘモグロビン量を測定する検査。貧血等の血液疾患のスクリーニング検査として用いられる。		

<table>
<tr><td>ヘマトクリット（Ht）</td><td>男 40.4〜51.9
女 34.4〜45.6</td><td>%</td></tr>
<tr><td colspan="3">血液中に占める赤血球の全容積をパーセント表示した値。貧血等の血液疾患のスクリーニングに用いられる。</td></tr>
<tr><td>MCV
（平均赤血球容積）</td><td>83〜101</td><td>fL《フエムリットル》</td></tr>
<tr><td colspan="3">貧血、多血症の診断に用いられる基本的な検査。</td></tr>
<tr><td>MCH
（平均赤血球血色素量）</td><td>28.2〜34.7</td><td>pg《ピコグラム》</td></tr>
<tr><td colspan="3">貧血、多血症の診断に用いられる基本的な検査。</td></tr>
<tr><td>MCHC
（平均赤血球血色素濃度）</td><td>31.8〜36.4</td><td>%</td></tr>
<tr><td colspan="3">貧血、多血症の診断に用いられる基本的な検査。</td></tr>
<tr><td>血小板数（PLT）</td><td>14.0〜37.9</td><td>万/μL</td></tr>
<tr><td colspan="3">止血機構の中心を担う血球成分。自己抗体やDICなどによる消費の亢進《こうしん》、骨髄《こつずい》疾患や肝硬変で減少をみる。</td></tr>
<tr><td>白血球像</td><td></td><td></td></tr>
<tr><td colspan="3">白血球の形態と分画から、感染症や血液系悪性腫瘍《しゅよう》の鑑別診断を行う基本的な検査。</td></tr>
</table>

<table>
<tr><td>白血球像</td><td></td><td></td></tr>
<tr><td colspan="3">細胞の種類
Baso（好《こう》塩基球）　0.0～2.0%
Eosino（好酸球）　0.0～7.0%
Lymph（リンパ球）　18.0～50.0%
Mono（単球）　1.0～8.0%
Neutro（好中球）　42.0～74.0%
EBL（赤《せき》芽《が》球）　0.0/100WBC</td></tr>
<tr><td>総蛋白（TP）</td><td>6.5～8.2</td><td>g/dL</td></tr>
<tr><td colspan="3">栄養状態と肝・腎機能の指標。肝硬変やネフローゼによる低蛋白《たんぱく》血症で低下し、脱水や多発性骨髄腫で上昇。</td></tr>
<tr><td>アルブミン（Alb）</td><td>3.7～5.5</td><td>g/dL</td></tr>
<tr><td colspan="3">肝臓で合成される血中の主たる輸送体蛋白。栄養状態の悪化や肝障害の程度を反映して低下する。</td></tr>
<tr><td>総ビリルビン
（T-BIL）</td><td>0.3～1.2</td><td>mg/dL</td></tr>
<tr><td colspan="3">ヘモグロビンやポルフィリン体の分解産物。総ビリルビンとその分画は、肝疾患の診断、黄疸《おうだん》の鑑別に有用。</td></tr>
<tr><td>AST（GOT）</td><td>10～40</td><td>U/L《ユニット・パー・リットル》</td></tr>
<tr><td colspan="3">代表的な肝機能の指標。肝細胞障害で血中に逸脱するが、骨格筋、心筋、赤血球などの破壊でも上昇をみる。</td></tr>
</table>

<table>
<tr><td>ALT（GPT）</td><td>5〜45</td><td>U/L</td></tr>
<tr><td colspan="3">肝細胞の破壊に伴い血中に逸脱する酵素。AST（GOT）よりも肝に特異性が高く、肝炎の病勢指標に用いられる。</td></tr>
<tr><td>LDH
（乳酸脱水《だつすい》素《そ》酵素）</td><td>120〜245</td><td>U/L</td></tr>
<tr><td colspan="3">ほとんどの組織や臓器に分布する酵素。貧血、炎症、腫瘍など汎用《はんよう》的なスクリーニング検査として用いられる。</td></tr>
<tr><td>ALP
（アルカリフォスファターゼ）</td><td>104〜338</td><td>U/L</td></tr>
<tr><td colspan="3">肝障害、胆汁《たんじゅう》うっ滞《たい》や骨疾患、妊娠等で上昇を示す酵素。血液型がB型、O型の人はやや高め。</td></tr>
<tr><td>Ch-E
（コリンエステラーゼ）</td><td>男 245〜495
女 180〜360</td><td>U/L</td></tr>
<tr><td colspan="3">肝細胞で合成されて血液中に分泌される酵素。肝細胞が障害されると低値になり、栄養の取り過ぎや肥満などで高値になる。</td></tr>
<tr><td>γ《ガンマ》-GTP
（γ-グルタミルトランスペプチダーゼ）</td><td>男 79以下
女 9〜27以下</td><td>U/L</td></tr>
<tr><td colspan="3">肝・胆道系障害のスクリーニングに用いられる検査。肝ミクロゾームでの薬物代謝に関与する酵素で、胆汁うっ滞や、アルコール性、薬剤性肝障害で上昇する。</td></tr>
</table>

HBs抗原《凝集法》	8未満	倍
Ｂ型肝炎ウイルス外被の表面抗原《こうげん》。HBs抗原陽性は現在のウイルスの感染を、抗体陽性は過去の感染既往を意味する。		
HCV抗体-Ⅲ	（－）	
第二世代（第一世代より感度が高く、感染後、早期に陽性となる）のHCV抗体アッセイ系にNS5領域をプラス。スクリーニング目的での有用性は第二世代とほぼ同等。		
血清アミラーゼ（S-AMY）	39～134	U/L
膵臓《すいぞう》や唾液腺より分泌される消化酵素。急性膵炎や耳下腺炎《じかせんえん》で上昇し、高値をみた時はアイソザイムにより由来臓器を推定する。		
尿アミラーゼ（U-AMY）	57～813	U/L
膵臓や唾液腺より分泌される消化酵素。急性膵炎や腸炎、耳下腺炎で上昇する。		
リパーゼ	17～57	U/L
リパーゼ（膵《すい》リパーゼ）は、アミラーゼよりもはるかに膵特異性で、急性膵炎では95～100%の頻度で異常高値を示す。		

<table>
<tr><td>CK
（クレアチンキナーゼ）</td><td>男 50〜230
女 44〜166</td><td>U/L</td></tr>
<tr><td colspan="3">筋肉に多量に存在する酵素で、筋肉に障害があると、血液中のクレアチンキナーゼは高値になる。CPKアイソザイム分析検査を同時に行うことで、障害臓器や障害程度をより詳しく診断できるようになる。</td></tr>
<tr><td>BNP
（脳性Na
利尿ポリペプチド）</td><td>125以下</td><td>pg/mL《ピコグラム・パー・ミリリットル》</td></tr>
<tr><td colspan="3">心臓の心室より分泌されるホルモン。慢性心不全、および急性の心疾患の病態把握や予後の推定に有用。心臓に負担がかかっている時に上昇する。ストレスでも上昇する。</td></tr>
<tr><td>TG（中性脂肪）</td><td>50〜149</td><td>mg/dL</td></tr>
<tr><td colspan="3">動脈硬化の危険因子。食後は高値になるため、採血は空腹時に行う。</td></tr>
<tr><td>総コレステロール
（T-Cho）</td><td>150〜219</td><td>mg/dL</td></tr>
<tr><td colspan="3">原発性・続発性高コレステロール血症のスクリーニング検査。</td></tr>
</table>

HDL-コレステロール（HDL-Cho）	男 40〜80 女 40〜99	mg/dL
HDLというリポ蛋白《たんぱく》の粒子に含まれるコレステロール。一般に善玉コレステロールと呼ばれ、低値は動脈硬化の危険因子。		
LDL-コレステロール（LDL-Cho）	70〜139	mg/dL
LDLというリポ蛋白粒子に含まれるコレステロール。俗に「悪玉コレステロール」と呼ばれ、高値は冠《かん》動脈疾患の危険因子。		
リポ蛋白精密		
リポ蛋白をVLDL(男5〜20% 女4〜17%)、IDL(0%)、LDL(男44〜69%　女42〜65%)、HDL(男22〜50% 女26〜53%）に分類し、高脂血症の病態把握を行う検査。ＲＭ値が0.40以上の場合、動脈硬化形成作用に強く関与しているとされるリポ蛋白small dense LDLが確実に存在すると言われている。		
尿酸（UA）	男 3.6〜7.0 女 2.1〜6.0	mg/dL
腎臓から排泄される核酸の最終代謝産物。高値の場合は、痛風や痛風腎《じん》、尿路結石症を発症する。		

尿素窒素《ちつそ》(UN)	8.0〜20.0	mg/dL
血液中に含まれる尿素窒素。腎機能の指標として広く利用され、腎不全、熱傷、消化管出血や高蛋白食摂取で上昇。		
クレアチニン(CRE)	男 0.65〜1.09 女 0.4〜0.9	mg/dL
筋肉内でクレアチンから産生される非蛋白性の窒素化合物。腎機能が低下すると血液中のクレアチニン濃度が高値になる。		
ナトリウム(Na)	135〜145	mEq/L《ミリ当量・パー・リットル》
細胞外液中の陽イオンの主体。主要な浸透圧活性物質。体液水分量の平衡状態を推測できる。		
カリウム(K)	3.5〜5.0	mEq/L
異常高値の場合には心室細動《しんしつさいどう》から心停止を起こす。血球内に多く含まれるため溶血による見かけ上の高値に注意。		
クロール(Cl)	98〜108	mEq/L
酸塩基《えんき》平衡異常の診断に有用な検査。血中の代表的陰《いん》イオンでNaと共に測定し両者のバランスにより診断。		

<table>
<tr><td>カルシウム（Ca）</td><td>8.2～10.0</td><td>mg/dL</td></tr>
<tr><td colspan="3">高値：ビタミンD過剰、原発性副甲状腺機能亢進症、甲状腺機能亢進症、悪性腫瘍、サルコイドーシス、結核等。低値：ビタミンD欠乏症、くる病、吸収不良症候群、ネフローゼ症候群等　無機リン濃度も測定し、総合的評価を行う。</td></tr>
<tr><td>無機リン（IP）</td><td>2.5～4.5</td><td>mg/dL</td></tr>
<tr><td colspan="3">高値：原発性副甲状腺機能低下症、甲状腺機能亢進症、腎不全、重症溶血症、糖尿病性アシドーシス等。低値：副甲状腺機能亢進症、尿細管アシドーシス等。</td></tr>
<tr><td>血清鉄（Fe）</td><td>男 60～210
女 50～160</td><td>μg/dL《マイクログラム・パー・デシリットル》</td></tr>
<tr><td colspan="3">貧血の病態把握を行うための基本的な検査。鉄は赤血球のヘモグロビンを構成する元素で、欠乏すると小球性貧血をきたす。</td></tr>
<tr><td>リウマチ因子</td><td>15以下</td><td>U/mL《ユニット・パー・ミリリットル》</td></tr>
<tr><td colspan="3">リウマチ因子を検出するスクリーニング検査。リウマチ因子（RF）の量を定量的に把握。</td></tr>
<tr><td>抗核抗体（FA）</td><td>80未満</td><td>倍</td></tr>
<tr><td colspan="3">核内に含まれる抗原物質に対する抗体群を検出する検査。膠原《こうげん》病やリウマチ性疾患のスクリーニングとして用いられる。</td></tr>
</table>

<table>
<tr><td>抗シトルリン化
ペプチド(CCP)抗体</td><td>4.5未満</td><td>U/mL</td></tr>
<tr><td colspan="3">抗CCP抗体はリウマチに対する高い特異性と感度を有することや、リウマチ発症早期から陽性となるため、リウマチの早期診断に有用である。</td></tr>
<tr><td>CRP</td><td>0.30以下</td><td>mg/dL</td></tr>
<tr><td colspan="3">代表的な急性相反応物質。炎症性疾患や体内組織の崩壊がある場合に血中で増加し、炎症マーカーとして用いられる。</td></tr>
<tr><td>TSH
(甲状腺刺激
ホルモン)</td><td>0.4〜4.0</td><td>μIU/mL《マイクロ国際単位・パー・ミリリットル》</td></tr>
<tr><td colspan="3">下垂体《かすいたい》前葉から分泌され、甲状腺ホルモンの分泌を刺激する糖蛋白。甲状腺に異常がある場合、まず第一に測定される。</td></tr>
<tr><td>FT3
(甲状腺ホルモン)</td><td>2.2〜4.1</td><td>pg/mL</td></tr>
<tr><td colspan="3">甲状腺機能の評価を行う。高値の場合甲状腺機能亢進症(バセドウ病など)、甲状腺ホルモン不応症を疑う。低値の場合、甲状腺機能低下症(橋本病)を疑う。</td></tr>
</table>

<table>
<tr><td>FT4
（甲状腺ホルモン）</td><td>0.8〜1.9</td><td>ng/dL《ナノグラム・パー・デシリットル》</td></tr>
<tr><td colspan="3">高値の場合甲状腺機能亢進症、甲状腺中毒症、亜《あ》急性甲状腺炎、甲状腺ホルモン不応症を疑い、低値の場合、原発性甲状腺機能低下症、下垂体性甲状腺機能低下症、視《し》床《しょう》下《か》部《ぶ》性甲状腺機能低下症、妊娠後期を疑う。</td></tr>
<tr><td>TSHレセプター抗体定量</td><td>1.0未満</td><td>IU/L《国際単位・パー・リットル》</td></tr>
<tr><td colspan="3">TSHレセプター抗体は、TSH受容体に対する自己抗体で、バセドウ病では90%以上が陽性となる。バセドウ病の診断、治療効果や再発の指標として有用。</td></tr>
<tr><td>CEA（癌胎児《たいじ》性抗原）</td><td>5.0以下</td><td>ng/mL《ナノグラム・パー・ミリリットル》</td></tr>
<tr><td colspan="3">消化管の悪性腫瘍を中心に、もっとも汎用的に用いられる血中腫瘍マーカー。</td></tr>
<tr><td>CA19-9</td><td>37.0以下</td><td>U/mL《ユニット・パー・ミリリットル》</td></tr>
<tr><td colspan="3">膵癌、胆道癌《たんどうがん》をはじめとする各種消化器癌で上昇する血中腫瘍マーカー。血液型Lewis抗原の影響を受ける。</td></tr>
<tr><td>AFP（αフェトプロテイン）定量</td><td>10.0以下</td><td>ng/mL</td></tr>
<tr><td colspan="3">肝細胞癌で上昇する、本来は胎児肝細胞由来の血清腫瘍マーカー。肝炎や肝硬変でも軽度〜中等度に上昇をみる。</td></tr>
</table>

<table>
<tr><th>SCC抗原</th><th>0.0～1.5</th><th>ng/mL</th></tr>
<tr><td colspan="3">子宮頸《けい》部、肺、食道、頭頸部、尿路・性器、皮膚などの各扁平上皮《へんぺいじょうひ》癌で高値となる血清腫瘍マーカー。</td></tr>
<tr><th>PSA</th><th>4.00以下</th><th>ng/mL</th></tr>
<tr><td colspan="3">前立腺癌で著明に増加。前立腺肥大でも上昇するが、10.0ng/mLを超える場合には前立腺癌を強く疑う。</td></tr>
<tr><th>Pro GRP</th><th>81.0未満</th><th>pg/mL</th></tr>
<tr><td colspan="3">肺小細胞癌において高い陽性率と特異性を示す腫瘍マーカー。高値：肺小細胞癌、その他の肺癌。</td></tr>
<tr><th>尿中NMP22</th><th>12.0以下</th><th>U/mL</th></tr>
<tr><td colspan="3">尿中NMP22値は尿路上皮癌（膀胱癌および腎盂尿管癌）で上昇する。膀胱炎などの尿路感染症、尿路結石症でも高値を呈する。</td></tr>
<tr><th>eGFR</th><th>60以上</th><th>mL/min《ミリリットル･パー･ミニッツ》</th></tr>
<tr><td colspan="3">腎臓の糸球体《しきゅうたい》により老廃物が濾過《ろか》される量のことを、GFR（糸球体濾過量）といい、腎機能の健常度がわかる。健康な人では、GFRは100mL/分前後で、60mL/分未満が持続していれば、腎機能が低下している。</td></tr>
</table>

<table>
<tr><td>血糖（空腹時）</td><td>70～109</td><td>mg/dL</td></tr>
<tr><td colspan="3">「血糖値」と呼ばれる。糖尿病の基本的な検査。食事の前後で変動が大きいが、空腹時で126mg/dL以上は糖尿病を疑う。</td></tr>
<tr><td>HbA1C
（ヘモグロビンA1C）</td><td>4.3～5.8</td><td>%</td></tr>
<tr><td colspan="3">糖が非酵素的に結合したヘモグロビン。糖尿病患者における過去1～3ヵ月の長期血糖コントロールの指標。</td></tr>
<tr><td>インスリン　空腹</td><td>2.2～12.4</td><td>μU/mL《マイクロユニット・パー・ミリリットル》</td></tr>
<tr><td colspan="3">血中インスリンの測定は糖代謝異常を示す疾患（糖尿病、低血糖）の診断、鑑別、病態の解明などに広く用いられる。</td></tr>
<tr><td>尿中アルブミン</td><td>3.3～5.3</td><td>g/dL</td></tr>
<tr><td colspan="3">試験紙法で検出されない微量の尿中アルブミンを定量。腎糸球体障害、とりわけ糖尿病性腎症の早期発見に有用。</td></tr>
<tr><td>蛋白定性《ていせい》〈尿〉</td><td>（－）OR（±）</td><td></td></tr>
<tr><td colspan="3">尿中の蛋白量を測定し、腎疾患の早期発見や治療効果をみる検査。</td></tr>
</table>

<table>
<tr><td>糖定性〈尿〉</td><td>(－)OR(±)</td><td></td></tr>
<tr><td colspan="3">糖尿病をはじめとする高血糖を起こす病態や、腎機能障害により尿中に増加するグルコースを定量する検査。</td></tr>
<tr><td>ウロビリノーゲン定性</td><td>(±)</td><td></td></tr>
<tr><td colspan="3">ビリルビンの代謝産物。健常人の尿中では通常（±）。肝疾患や溶血性貧血で陽性、胆道閉塞《へいそく》や下痢などで陰性に。</td></tr>
<tr><td>ビリルビン定性〈尿〉</td><td>(－)</td><td></td></tr>
<tr><td colspan="3">黄疸《おうだん》を伴う肝・胆管疾患のスクリーニング検査。</td></tr>
<tr><td>pH〈尿〉</td><td>4.8～7.5</td><td></td></tr>
<tr><td colspan="3">通常ほぼ中性～弱酸性。代謝性・呼吸性アシドーシスで酸性。アルカローシスや細菌の繁殖でアルカリ性に。</td></tr>
<tr><td>尿中ケトン体</td><td>(－)</td><td></td></tr>
<tr><td colspan="3">糖尿病患者の高血糖状態におけるケトアシドーシスで陽性。また飢餓状態時にも陽性になる。</td></tr>
<tr><td>潜血反応〈尿〉</td><td>(－)</td><td></td></tr>
<tr><td colspan="3">尿中への血液混入を判定する検査。尿路系の炎症、結石、腫瘍や糸球体腎炎で陽性に。</td></tr>
</table>

ナトリウム(Na)尿	135～147	mEq/L《ミリ当量・パー・リットル》
高値：本態性《ほんたいせい》高Na血症、脱水症（嘔吐・下痢）、水分摂取不足、等。低値：腎不全、ネフローゼ症候群、Na喪失性腎症、肝硬変（浮腫）、甲状腺機能低下症、等。		
カリウム(K)尿	**3.6～5.0**	**mEq/L**
高値：K過剰摂取、薬物（βブロッカー、ジギタリス）、腎不全、等。低値：利尿剤投与、発汗過多、熱傷、下痢、薬物（インスリン・重炭酸ナトリウム）、嘔吐、等。		
クロール(Cl)尿	**96～108**	**mEq/L**
高値：下痢、脳炎、過換気《かかんき》症候群、高張性脱水症、等。低値：呼吸中枢の障害、腎不全、嘔吐、利尿剤の使用、慢性腎盂《じんう》腎炎、慢性腎炎、等。		

著者略歴

副島隆彦
そえじまたかひこ

評論家。副島国家戦略研究所(SNSI)主宰。一九五三年、福岡県生まれ。早稲田大学法学部卒業。外資系銀行員、予備校教師、常葉学園大学教授等を歴任。

政治思想、金融・経済、社会時事評論などさまざまな分野で真実を暴く。「日本属国論」とアメリカ政治研究を柱に、日本が採るべき自立の国家戦略を提起、精力的に執筆・講演活動を続けている。

今回はじめて、自らの体験をもとに老人分野の問題点を提起した。

主な著書に、『属国・日本論』(五月書房)、『世界覇権国アメリカを動かす政治家と知識人たち』(講談社+α文庫)、『世界権力者 人物図鑑』『トランプ大統領とアメリカの真実』(ともに日本文芸社)、『ヒラリーを逮捕、投獄せよ Lock Her Up! 』(光文社)、『税金恐怖政治が資産家層を追い詰める』(幻冬舎)などがある。

●著者問い合わせ先　GZE03120@nifty.ne.jp（副島隆彦メールアドレス）

幻冬舎新書 457

老人一年生

老いるとはどういうことか

二〇一七年五月三十日 第一刷発行

著者 副島隆彦
発行人 見城 徹
編集人 志儀保博

発行所 株式会社 幻冬舎
〒一五一-〇〇五一 東京都渋谷区千駄ヶ谷四-九-七
電話 〇三-五四一一-六二一一（編集）
〇三-五四一一-六二二二（営業）
振替 〇〇一二〇-八-七六七六四三

ブックデザイン 鈴木成一デザイン室
印刷・製本所 株式会社 光邦

検印廃止

Printed in Japan ISBN978-4-344-98458-5 C0295
そ-1-4

幻冬舎ホームページアドレス http://www.gentosha.co.jp/
＊この本に関するご意見・ご感想をメールでお寄せいただく場合は、comment@gentosha.co.jp まで。

木谷恭介

死にたい老人

老いて欲望が失せ、生きる楽しみが消えたとき、断食して自死すると決意。だが、いざ始めると、食欲や胃痛に悩まされ、終いには死への恐怖が！　死に執着した83歳小説家の、52日間の断食記録。

久坂部羊

人間の死に方

医者だった父の、多くを望まない最期

亡父は元医師だが医療否定主義者で医者の不養生の限度を超えて不摂生だった。父が寝たきりになって医療や介護への私自身の常識が次々と覆る。父から教わった医療の無力と死への考え方とは。

中村仁一

大往生したけりゃ医療とかかわるな【介護編】

2025年問題の解決をめざして

誰もがピンピンコロリを願うが、それは1等7億円のジャンボ宝くじに当たるよりむずかしいこと。ならば老人はどうすればいいのか？　生き方、死に方についての意識が変わる、目から鱗の一冊。

田中修

ありがたい植物

日本人の健康を支える野菜・果物・マメの不思議な力

日本人の健康を支える、ありがたい植物たち。和食に使われる植物と、「日本人における野菜の摂取量ランキング」第一位のダイコンから第二〇位のチンゲンサイまでを中心に、その不思議な力を紹介。

幻冬舎新書

放生勲
不妊治療の不都合な真実

体外受精で生まれる赤ん坊は年間約3万８０００人。不妊に悩む女性は50万人。公的助成金３３０億円の大半が死に金となっている。長年、不妊患者を診てきた著者が実態と解決法を平易に解説。

里見清一
医者とはどういう職業か

医学部受験から病院への就職、労働環境、収入、出世、結婚、不倫その他スキャンダル、医療事故とそのリスク、そして名医の条件と将来の医師像まで医者のすべてを説き明かした画期的医師論。

瀧靖之
脳はあきらめない！
生涯健康脳で生きる　48の習慣

２０２５年、65歳以上の5人に1人が、認知症になる時代がやってくる。今ならまだ間に合う！　16万人の脳画像を見てきた脳医学者が教える、認知症にならない脳のつくり方。

島田裕巳
もう親を捨てるしかない
介護・葬式・遺産は、要らない

現代、子は介護地獄を受け入れるほどの恩を、親から受けたと言えるのか？　家制度も家族も完全に弱体化・崩壊し、親がなかなか死なない時代の、本音でラクになる生き方「親捨て」とは？

幻冬舎新書

奥田祥子
男という名の絶望
病としての夫・父・息子

凄まじい勢いで変化する社会において、男たちは絶望の淵に立たされている。リストラ、妻の不貞、実母の介護、DV被害……そんな問題に直面した現状を克服するための処方箋を提案する最新ルポ。

本多京子
塩分が日本人を滅ぼす

介護要らずの、幸せな長生きのためには「健康寿命」を延ばすこと。それには塩分を控えることが最重要。だが、味の濃い加工食品や調理済みの既製品を好む現代日本人は、「見えない塩」に侵されている！　意外に知らない、日本の食卓の危機。

齋藤孝
イライラしない本
ネガティブ感情の整理法

イラつく理由を書き出す、他人に愚痴る、雑事に没頭する、心を鎮める言葉を持っておくなど、ネガティブ感情の元凶を解き明かしながらそのコントロール方法を提示。感情整理のノウハウ満載の一冊。

尾出安久
ブラック葬儀屋

多様化する葬式事情の中、悪徳業者に騙されるケースが頻発する昨今。現役葬祭マンが見聞きしたその手口と、人に聞けないお金やしきたり、手順を解説。心のこもった「現代的お葬式」のありようが見えてくる。

幻冬舎新書

近藤誠
がん治療の95％は間違い

著者の外来には多くの相談者が訪れているが、大半がうけないほうがいい治療を医者から勧められているという。実際にどんな会話がなされているのか？　本書ではそのやりとりをリアルに再現。

山田悟
糖質制限の真実
日本人を救う革命的食事法ロカボのすべて

日本人の三大死因、ガン・心臓病・脳卒中の根っこに血糖異常がある。怖いのは食後高血糖。血糖値を上げないための新しい食事法がロカボだ。最新栄養学に基づく革命的食事法を徹底解説。

西多昌規
悪夢障害

「悪夢障害」とは「悪夢を繰り返し見ることで睡眠が妨げられ、日常生活に支障が出る」病であるが、この生涯有病率は7割以上ともいわれている。悪夢にまつわるすべてを網羅した一冊。

牧田善二
人間ドックの9割は間違い

毎年人間ドックを受診していながら、命を落とす人は多い。そこでは、がんなどの「命を奪う病気」を早期に見つけられないから。健康に長生きするために受けるべき検査とは？　自分の命は自分で守る！

幻冬舎新書

中山祐次郎
幸せな死のために一刻も早くあなたにお伝えしたいこと
若き外科医が見つめた「いのち」の現場三百六十五日

死に直面して混乱し、後悔を残したまま最期を迎える人々。そんな患者さんを数多く看取ってきた若き外科医が、「少しでも満ち足りた気持ちで旅立ってほしい」という想いから、今をどう生きるかを問う。

左巻健男
病気になるサプリ
危険な健康食品

健康食品・サプリの危険性を製造、広告、科学的根拠の面から徹底追及。「ベータカロチンのサプリは体に悪い」「グルコサミンは血管の少ないひざ軟骨に届かない」「サプリは添加物だらけ」など驚きの真実が満載。

斎藤正人
この歯医者がヤバい

抜かなくても良い歯を抜き、顎の骨が痩せ衰えている高齢者にインプラント治療を行う。そんな悪徳歯医者に騙されないよう、歯医者の見分け方、かかり方、歯の守り方を現役歯科医が教える。

髙島明彦
淋しい人はボケる
認知症になる心理と習慣

ボケと遺伝はほとんど関係なく、脳に悪い心理・環境をどれだけ避けられるかが、ボケる脳とボケない脳の境目になる。脳に悪い習慣をやめれば、いくつになっても若々しい脳を保てる!